Dirk Schilling

Gebt mir Halt!

Entwicklungsorientierte Behandlung von Kindern mit Wahrnehmungsstörungen in der Ergotherapie

Dirk Schilling

Gebt mir Halt!

Entwicklungsorientierte Behandlung
von Kindern mit Wahrnehmungsstörungen
in der Ergotherapie

verlag modernes lernen - Dortmund

© 1994 verlag modernes lernen, Borgmann KG, D - 44139 Dortmund

2. Aufl. 1997

Herstellung: Löer Druck GmbH, 44139 Dortmund

 Bestell-Nr. 1021   ISBN 3-8080-0328-6

Inhalt

Einleitung

Zunehmend wird in Kindergärten, Kindertagesheimen und ergotherapeutischen Abteilungen und Praxen beobachtet, daß Kinder Wahrnehmungsstörungen aufweisen. Die Ursachen hierfür sind vielfältig, jedoch scheinen unsere derzeitigen Umweltbedingungen (Wohnsituation, Berufstätigkeit beider Elternteile, überfüllte Kindergruppen, Personalmangel in Kindergärten/ -tagesheimen, zu starker Fernsehgebrauch etc.) wesentlich dazu beizutragen, daß die natürlichen Entwicklungsbedürfnisse von Kindern nicht ausreichend gefördert werden. Im Einzelfall sind pathologische Gründe für die Störung diagnostizierbar, was nach meiner bisherigen Erfahrung jedoch nicht den Großteil der wahrnehmungsgestörten Kinder ausmacht.

Ich versuche, mit diesem Buch einen kurzen Einblick in die Entwicklung der Wahrnehmung zu geben. Aus dem Verständnis der Entwicklung leiten sich die therapeutischen Angebote ab. Eine Vielzahl von Anregungen für die praktische Behandlung von wahrnehmungsgestörten Kindern werden hier angeführt. Ich verstehe diese Anregungen als Möglichkeit, individuelle und modifizierte Übungen zu entwickeln, die dem einzelnen zu behandelnden Kind dazu dienen können, seine individuelle Wahrnehmungsstörung zu mildern oder zu beseitigen. Hierbei wird eine genaue Befunderhebung mit vielen Beispielen der Anamneseerhebung aufgezeigt. In Anlehnung an verschiedene Autoren (J.A. Ayres, Bausteine kindlicher Entwicklung, Berlin 1984; F. Affolter, Wahrnehmungsgestörte Kinder: Aspekte der Erfassung und Therapie, Pädiatrie und Pädologie, 1977) und praktische Erfahrungen wurden Fragebögen entwickelt, die in der konkreten Arbeit eingesetzt werden können (siehe Kopiervorlagen S. 33 bis 70).

Das Anliegen dieses Buches ist es, den Erziehenden und den Therapeuten eine praktische Hilfestellung zu geben, um die Förderung bzw. Behandlung von wahrnehmungsgestörten Kindern optimaler zu gestalten. Wesentlich ist mir hierbei, daß man eine ganzheitliche Behandlung durchführen muß. Häufig haben Kinder aufgrund ihrer Wahrnehmungsstörungen verdeckte oder offensive Verhaltensstörungen gebildet, die das eigentliche Störungsbild überlagern. Der/die Therapeut/in kann heute nicht mehr primär physiologisch orientiert Wahrnehmungsstörungen behandeln, vielmehr muß man den multifaktoriellen Entwicklungsprozeß ermitteln und auf verschiedenen Ebenen Behandlungen durchführen. In der gängigen Literatur zur Behandlung von Wahrnehmungsstörungen bei Kindern finden sich m.E. keine ausreichenden Hinweise und Anregungen zu diesem Aspekt.

Die Wahrnehmung bestimmt unser Leben, sie bindet uns in die Lebenszusammenhänge ein. Eine gestörte Wahrnehmung unserer Umwelt, unseres eigenen Körpers oder unserer Persönlichkeit behindert uns in unserer Entwicklung. Entwicklungsdefizite sind die Folge, sie führen zur Ausgrenzung und Sonderstellung. Die Ausschöpfung unserer Möglichkeiten kann jedoch durch richtige und frühzeitige Diagnose, Förderung und Behandlung optimal unterstützt werden.

1. Wahrnehmung

Der Begriff „Wahrnehmung" findet in der Literatur eine unterschiedliche Definition. Für das therapeutische Bemühen scheint mir die von J. Drever und W.D. Fröhlich im Wörterbuch der Psychologie beschriebene Bezeichnung, es sei der Prozeß des Informationsgewinns aus Umwelt- und Körperreizen (auch als äußere und innere Wahrnehmung verstanden), einschließlich der damit verbundenen emotionalen Prozesse und der durch Erfahrung und Denken erfolgende Modifikation, sehr geeignet.

Die Wahrnehmung oder Perzeption ist ein Prozeß, der sowohl aktuelle Stimuli verarbeitet als auch gleichzeitig erlernte und gespeicherte Erfahrungen sowie Emotionen in Beziehung zu dem aktuellen Eindruck setzt. Im Laufe unseres Lebens erhalten dadurch die uns erreichenden Stimuli eine veränderte Qualität. Bekannte Stimuli, die auf gespeicherte Vorerfahrungen in unserem Gedächtnis treffen, werden mit diesen Erfahrungen und Emotionen besetzt, so daß sie für unser Zentralnervensystem nicht als absolut neu erlebt werden.

Aber selbst neue, erstmalige Reize sind für uns nicht immer als solche gleich erkennbar. Unser Gehirn scheint die Tendenz zu haben, nach Vertrautem und Bekanntem zu suchen, das in diesem Reiz liegen könnte. Vermutlich wehren wir u.a. dadurch Ängste vor Unbekanntem ab. Erst wenn keine Vorerfahrungen oder Emotionen im „Speicher" gefunden werden und der Reiz beeindruckend ist, ohne Ängste zu verursachen, wird er als neu und erstaunlich erlebt. Mit zunehmendem Alter gelingt es dem Menschen scheinbar schwerer, eine eindeutige Identifizierung der neuen Reize vorzunehmen. Die Vielzahl von Vorerfahrungen mit ähnlichen Reizen verzerrt das neue Erleben.

Für Kinder stellt sich die Situation anders dar, da sie auf ein kleines Potential an Erfahrungen zurückgreifen. Vermutlich bereitet es dem Kind eher Unbehagen, überwiegend vertraute Reize zu verarbeiten. Der innewohnende Forscherdrang und das Experimentierverhalten treiben das Kind in immer neue Reizsituationen, in denen es persönliche Erfüllung, Wohlbefinden und Selbstvertrauen findet. Die Situation und deren adäquate Verarbeitung lassen es seine Umwelt als spannend und eroberungswürdig erscheinen. Es öffnet sich für neue Erfahrungen und beginnt, sich an Widerständen zu messen.

1.1 Exterozeptoren

Die Aufnahme von Reizen gelingt uns über Rezeptoren, die von externen und internen Reizen manipuliert werden. Diese Rezeptoren sind spezifisch in jedem Sinnesorgan enthalten und ermöglichen uns eine differenzierte Aufnahme. Die Exterozeptoren sind auf die Außenwelt gerichtet und vermitteln uns eine Umweltwahrnehmung. Sie tragen wesentlich dazu bei, die Interdependenz des Menschen in bezug auf die Umwelt und sein Verhalten zu erkennen. Eine Störung der Exterozeptoren führt zwangsläufig zu einer Wahrnehmungs- und in der Folge zu einer Persönlichkeitsstörung des Menschen. Wer sich und die Umwelt nicht in einem bedingenden Verhältnis zueinander sehen kann oder wem die Informationen in Form von Stimuli hierzu nicht erreichen oder geboten werden, wird in den unterschiedlichsten Persönlichkeitsbereichen inadäquates Verhalten zeigen.

1.2 Interozeptoren

Verhalten in bezug auf die Umwelt gelingt nur dann vollständig, wenn die Wahrnehmung der individuellen körpereigenen Reize funktioniert. Wir sprechen von der sog. Interozeption, wenn wir die innere Wahrnehmung meinen. Diese innere Wahrnehmung ist entscheidend für ein gezieltes und gesteuertes Verhalten und ermöglicht einen differenzierten Umgang mit Dingen der Umwelt.

1.2.1 Viszerozeptoren

Die Mitteilungen unserer Eingeweide werden über die Viszerozeptoren vermittelt. Sie übermitteln uns die Wahrnehmung der Organe und ihrer Funktionen. Ohne dieses Empfinden könnten wir z.B. Leistungsgrenzen oder Begrenztheiten der Körperlichkeit nicht erkennen, in der Folge also unser Verhalten nicht angemessen darauf einstellen.

1.2.2 Propriozeptoren

Insbesondere der Umgang mit unseren Muskeln und Sehnen und ihre Reaktionen steuern unseren Bewegungsablauf. Über die Propriozeptoren werden die Reize der Muskeln und Sehnen vermittelt. Hierdurch kann das Bewegungsmuster ausgedehnt und differenziert werden. Störungen im Bereich der Propriozeptoren führen zu inadäquater Tiefensensibilität, falscher Wahrnehmung der Stellung der Gelenke, verminderter Wahrnehmung des Körperschemas und des Raumes in bezug auf die Stellung in ihm.

Das ZNS (Zentrale Nervensystem) reagiert auf die Mitteilung der Extero- und Interozeptoren und bildet im ständigen Wechselspiel Verhaltensweisen.

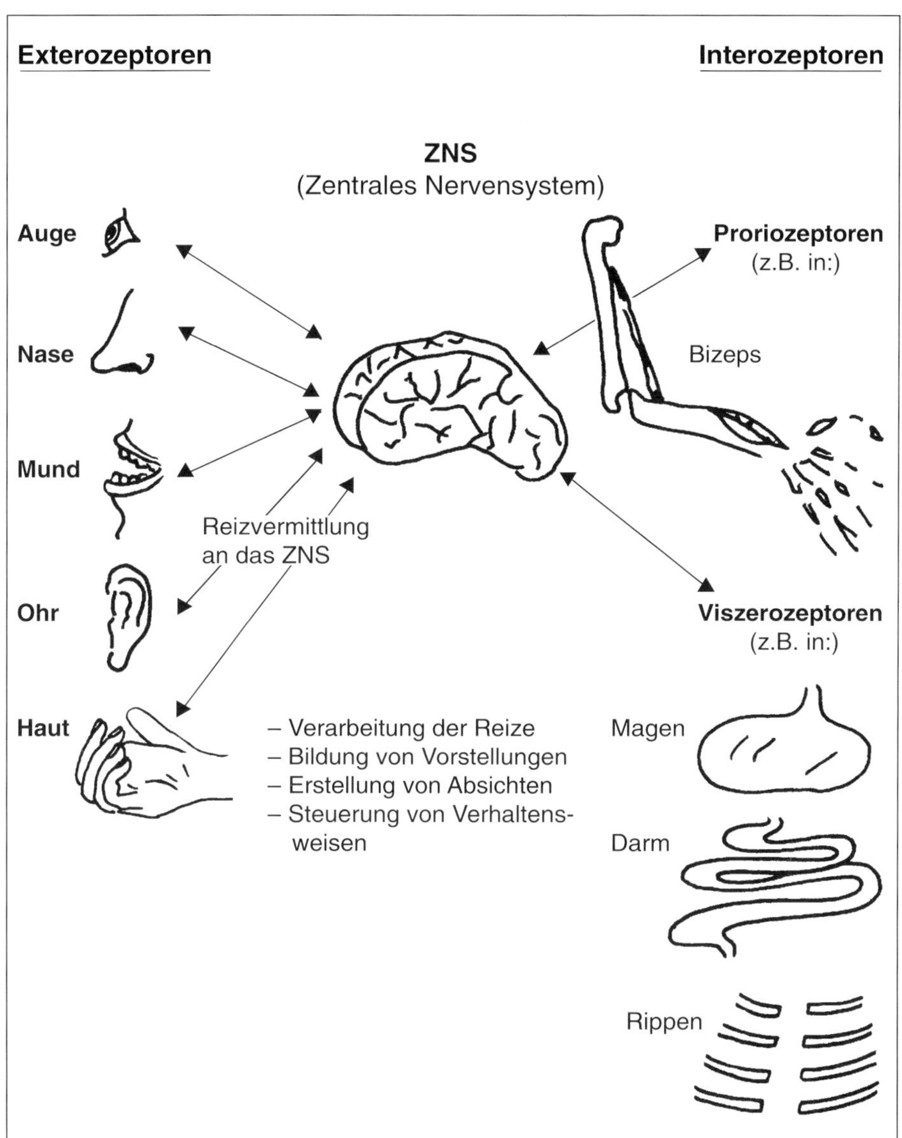

Abb. 1: Die Sinnesorgane

Bein
Fuß
Hüfte
Rumpf
Nacken
Kopf
Schultern
Arm
Ellbogen
Unterarm
Handgelenk
Hand
Kleiner Finger
Ringfinger
Mittelfinger
Zeigefinger
Daumen
Auge
Nase
Gesicht
Oberlippe
Lippen
Zehen
Genitalien
Unterlippe
Zahnfleisch und Kiefer
Zunge
Pharynx
Intraabdominaler Bereich

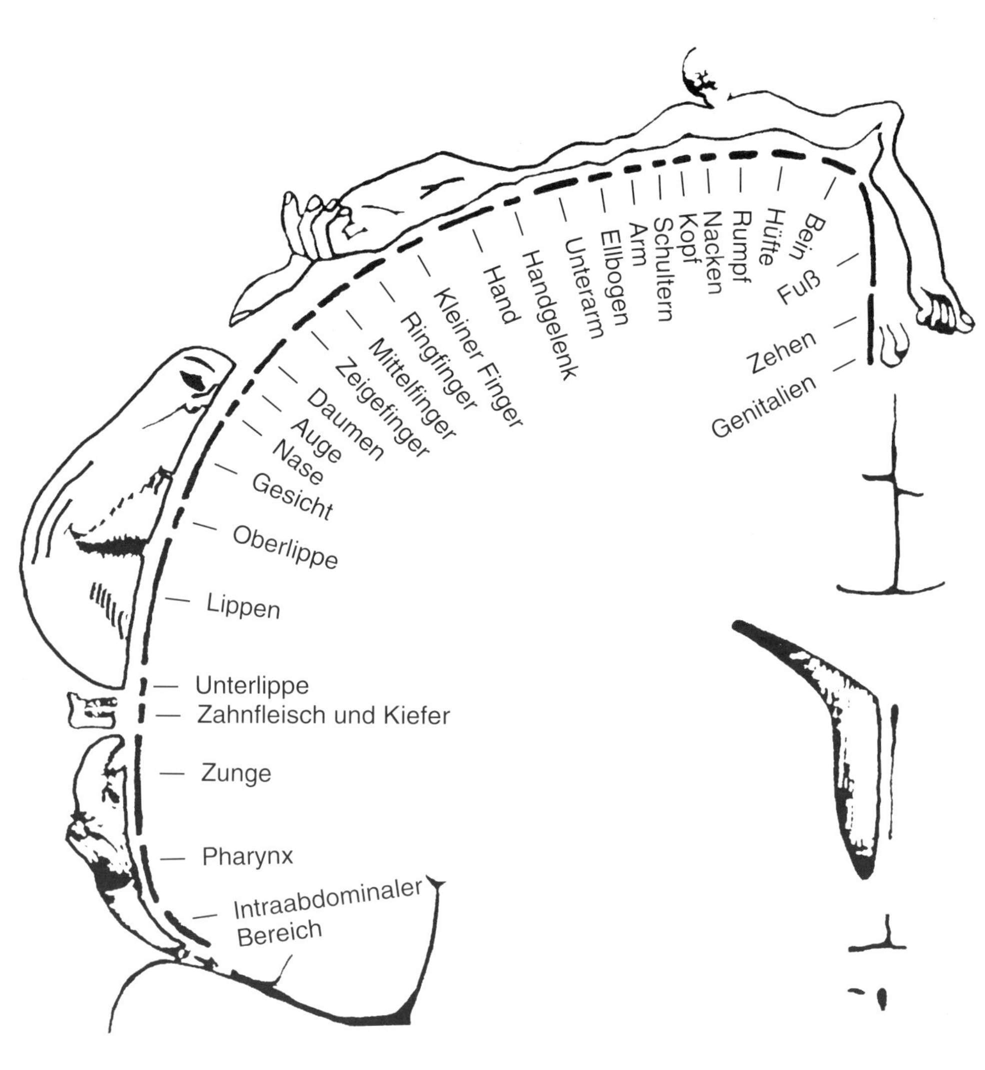

Abb. 2a

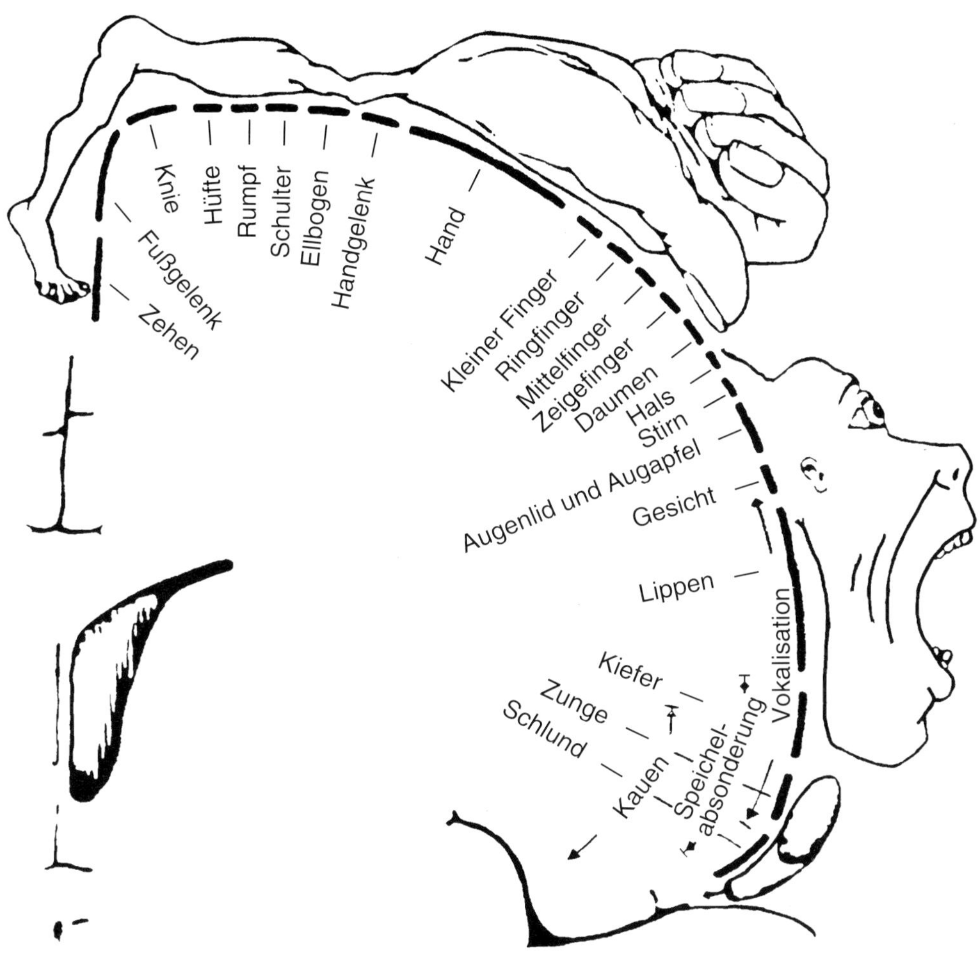

Abb. 2b

Abb. 2a und 2b: Diese Darstellung zeigt links den sensiblen Homunkulus, wie er sich auf einer Hemisphäre der Großhirnrinde darstellt. Im rechten Bild wird der motorische Homunkulus gezeigt (nach: Montagu, A.: Körperkontakt. Die Bedeutung der Haut für die Entwicklung des Menschen. Klett, Stuttgart 1994)

2. Wahrnehmungsleistungen

Nach heutigem Erkenntnisstand beginnen die Wahrnehmungsleistungen schon im intrauterinen Bereich (siehe auch Tabelle 1 und 2) und steigern sich in Qualität und Quantität während der postnatalen Phase. Diagnostische und therapeutische Bemühungen sind daher bei Verhaltensauffälligkeiten zunehmend in den frühkindlichen Entwicklungsabschnitt verlegt worden. Einem perzeptiv gestörten Kind wird häufig der Antrieb zur Eroberung der Umwelt fehlen was in der Folge zu Passivität und Desinteresse oder Hyperaktivität und Unkonzentriertkeit führen kann. Die Umwelt verliert ihren Aufforderungscharakter und kann die Sinnesbereiche des Kindes nicht erreichen. Die hierdurch entstehenden Defizite führen zu einem Erfahrungsverlust, Fehlinformationen und weiteren Fehlleistungen.

Da die Wahrnehmung als Prozeß nicht direkt beobachtbar ist, können deren Störungen nur aus Fehlverhalten und Fehlreaktionen diagnostiziert werden. Affolter entwickelte für die Frühbehandlung ein Behandlungskonzept, das auf den Erkenntnissen von Piaget über die normale sensomotorische Entwicklung beruht.

2.1 Die motorischen Reflexe

Das Neugeborene zeigt erste Verhaltensweisen, die jedoch überwiegend keine bewußten Reaktionen auf Umweltwahrnehmungen sind. Sie werden vielmehr von angeborenen Reiz-Reaktions-Schemen beeinflußt. Die angeborenen motorischen Reflexe werden vor allem während des Wachzustandes bei höherem Erregungszustand gezeigt. Sie werden durch spezifische Reize ausgelöst, die zu spezifischen Reaktionen bzw. Reflexen führen. Die Bedeutung der motorischen Reflexe ist bis heute nicht in jedem Fall geklärt. Einige dienen eindeutig der Schutzfunktion, andere sind Vorläufer für spätere, reifere Bewegungsmuster, andere schließlich sind bisher nur aus der Evolutionsgeschichte des Menschen erklärbar.

Die Reflexe sind hinsichtlich ihres Vorhandenseins deshalb von besonderem Interesse, weil sie z.T. die Voraussetzung für spätere komplexe Verhaltensweisen im willkürlichen Bereich darstellen und zum anderen, weil sie Rückschlüsse auf die Entwicklung des Nervensystems zulassen. Das Fehlen bestimmter Reflexreaktionen deutet auf eine mögliche Fehlentwicklung oder auf Entwicklungsdefizite im vegetativen Nervensystem hin und diese bedürfen einer intensiven Diagnose und Therapie.

2.1.1 Reflexe beim Neugeborenen

Einige der bekanntesten sind:

– Saugreflex

– Suchreflex (bei Berühren der Wange)

– Greifreflex (und das Hochziehen in die Sitzstellung)

– Babinski-Reflex   (Strecken der Zehen bei Streicheln der Fußsohle)

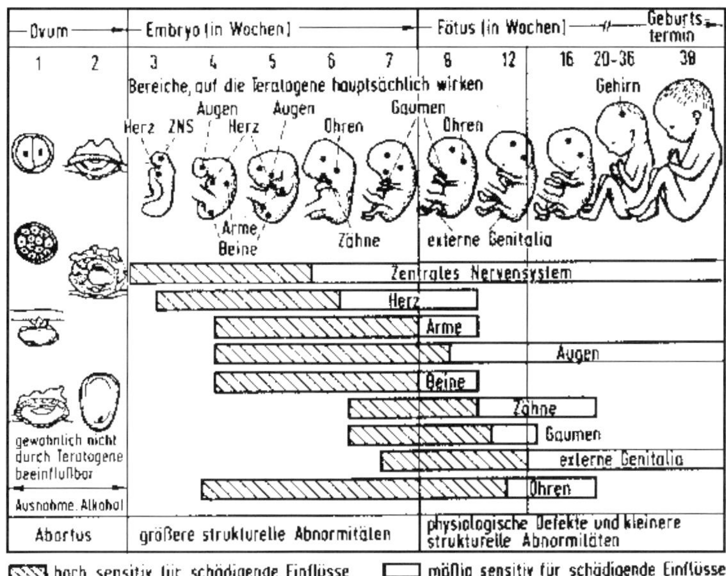

Tabelle 1: Gefährdete Zeiten für die Organentwicklung während der Embryonal-
und Fötalzeit. Nach: Fein 1978, S. 74 (Aus: Oerter, R., Montada, L. u.a.: Entwicklungspsychologie. U-&-S-Psychologie, München 1982)

Zeittafel der Embryonal- und Fötalentwicklung (nach Munsinger 1971, S.223-225 und Krone 1961, S.12)

Zeit nach Konzeption	biologische Merkmale			physiologische und Verhaltensmerkmale
	Größe	Gewicht	Organentwicklungen	
Periode des Ovum: 2 Wochen			Morula, Blastula, Blastocyst, 3 Keimblätter	
3.-8. Woche	6–8 mm		Nach 2 Wochen Einnistung im Uterus, Herzschlag und Blut, Gehirnansatz, Niere, Leber, Verdauungstrakt, Corda, Kopffalte In ersten Ansätzen erkennbar.	Am Ende der Embryonalzeit gibt das Gehirn bereits Impulse, die die Funktion der anderen Organe koordinieren.
3. Monat	2 cm		Beginn der Organdifferenzierung, Kopf hat 50 % der Gesamtgröße, Augen treten vor, Lidbildung, Ohren, Nase, Lippen, Zunge und Zahnknospen, Gliedmaßenknospen, Hände und Füße mit Ansätzen der Finger und Zehen sowie der Handlinien.	Herzschlag, Leber produziert Blutzellen, Niere entzieht Urin aus dem Blut; Endokrines System: Adrenalin, Androgen (aus den Testes des männlichen Fötus), isolierte Reflexe können ausgelöst werden.
4. Monat	9 cm		Erste Knochenzellen, Vorderhirn stark ausgeprägt, Augen geschlossen, Bildung der Stimmbänder, Knorpelbildung, Formung von Finger- und Zehennägeln, Geschlechtsorgane differenzieren sich so, daß Geschlecht erkannt werden kann.	Deutliche individuelle Merkmale, recht aktiv, Stoßen der Beine, Kopfdrehen, Schließen Finger, Drehen des Handgelenks, Zwinkern, Stirn in Stirn in Falten ziehen, Offnen und Schließen des Mundes.
5. Monat	16 cm	100 g	Untere Extremitäten wachsen verstärkt, weitere Knorpelbildung.	Lebhaftes Reflexe, Bewegung von Mutter spürbar.
6. Monat	25 cm	400 g	Hautstruktur erhält endgültige Form, Talgdrüsen funktionieren, Finger- und Fußnägel formen sich, Knochenachse wird gestreckt und gerade.	Viel spontane Aktivität, Schlaf- und Wachzeiten wie beim Neugeborenen sowie Zustände der Betäubung, bevorzugte Lage und Schlafstellung, außerhalb des Uterus kurze Überlebensmöglichkeiten (aber Atmungsprobleme).
7. Monat	30 cm	700 g	Augenlider öffnen sich, Auge voll ausgebildet, viele Geschmacksknospen (mehr als später) auf Zunge und im Mund, Augenbrauen und Augenlider, Lanuga-Haar über dem dem ganzen Körper.	Augenbewegungen bei geöffnetem Auge, Greifreflex, kann (extrauterin) eigenes Gewicht durch Festhalten an Stange halten, leichte, unregelmäßige Atembewegungen, Schluckauf.
8. Monat	35 cm	1200 g	Großhirn bedeckt fast das ganze Gehirn, Haarwuchs am Kopf, eine oder beide Testes (männlicher Fötus) sind ins Scrotum (Hodensack) gesunken.	Unabhängiges Überleben möglich, viele verschiedene spezialisierte Reaktionen möglich. Bei evtl. Geburt fähig zu Atmung, Schreien, Schlucken, sehr infektionsanfällig, temperaturinstabil.

Embryonalzeit (Organgenese) umfaßt die 3.-8. Woche bis 4. Monat; *Fötalzeit* ab 7. Monat.

| Zeit nach | biologische Merkmale | | | physiologische und |
Konzeption	Größe	Gewicht	Organentwicklungen	Verhaltensmerkmale
9. Monat	45 cm	1500 – 2000 g	Unterhautfettbildung, Straffung der Haut, rascher Herzschlag, Gewichtszunahme ca. 1/2 Pfund pro Woche.	Sehr aktiv, aber eingekeilt.
Geburt nach ca. 270-280 Tagen	51-54 cm	3000 g u.mehr		Überlebensfähig ab etwa 160 Tagen nach der Konzeption.

Tab. 2: nach Oerter R., Montada, L. u.a.: Entwicklungspsychologie. U-&-S-Psychologie. München 1982

– Tonischer Körperstellreflex	(TNR = tonic neck reflex)
– Schreitreflex	(taucht in der ersten Lebenswoche auf und verschwindet nach ca. acht Wochen)
– Kriechreflex	(Abstemmen von der Unterlage)
– Rückziehreflex	(bei Schmerzberührung)
– Moro-Schreckreflex	(nach ca. 300 Lebenstagen total abgeschwächt)

Neben den o.g. Reflexen besitzen wir weitere z.B.:

– das Niesen
– das Schlucken
– den Schluckauf
– das Gähnen
– das Blinzeln

Sie bleiben das Leben lang erhalten und dienen wichtigen, unmittelbaren Überlebensfunktionen (Siehe auch Tabelle 3)

2.2 Modalspezifische Leistungen (Beginnend ab 0 Monaten)

In den ersten Entwicklungsphasen schult das Kind seine Sinne unabhängig voneinander. Es nimmt Reize selektiv mit den dafür zuständigen Sinnesorganen auf, ohne sie schon zu koordinieren. In Abhängigkeit von den einzelnen Reifungsstadien der Sinnesorgane wirken bestimmte Reize intensiver auf das Kind. Die Anhäufung bestimmter Reize führt zu einer Gewöhnung an diese und dadurch zu einer längeren Fixierung auf diesen Reiz. Es entsteht die erste Konzentration, Verarbeitung und Wiedererkennung. Die Umwelt bekommt eine gewisse Konstanz, wodurch ein Vertrauen entwickelt wird, das die Motivation zu neuen Erkundungen fördert.

Wir beobachten die o.g. Prozesse insbesondere in den ersten drei Lebensjahren.

2.3 Intermodale Leistungen (Beginnend ab ca. 3 Monaten)

Die Verbindung zwischen den Einzelwahrnehmungen, deren Koordination und die Assoziation führen zu einer Verknüpfung, was Affolter als intermodale Leistungen bezeichnet. Das Kind beginnt, Reize mit allen Wahrnehmungsmöglichkeiten zu erfassen. Geräuschquellen werden akustisch erfaßt, visuell gesucht, taktil-kinästhetisch wahrgenommen. Diese Verknüpfung der Wahrnehmungsleistungen führt zur Verarbeitung und zu Denkprozessen im Zentralnervensystem. Das Kind beginnt, über diesen Prozeß seine Umwelt zu begreifen. Im wahrsten Sinne des Wortes ist das Anfassen der Weg zum verstehen. Die konkrete Vorstellung der Dinge gelingt in der frühen Kindheit nur über die tatsächliche Anwesenheit dieser. Die abstrakte Vorstellung von Dingen entwickelt sich erst wesentlich später, Grundlage hierzu ist jedoch ein ausreichendes Maß nach konkreter Beschäftigung mit Umweltreizen, die „begreifbar" sind.

Entwicklung der Greifbewegung

Alter	Piaget (1936)/White (1970)	Bower (1979)	Bruner (1968)
Neugeborenes 0-4 Wochen	(Üben der angeborenen Reflexschemata bei ihrer Auslösung durch Stimuli)	*Phase IA:* Anblick eines Gegenstandes löst Armbewegung in Richtung des G. aus, mit ca. 40% Kontakterfolg; Strecken des Armes des Armes löst Handschließen aus aus; Berühren der Handinnenfläche löst Greifreflex aus, Streichen entlang der Hand dagegen Strecken der Finger. 1.-20. Woche: Geräuschobjekt löst Armbewegung in Richtung Geräuschquelle aus mit ca. 25 % Kontakterfolg bei 18 Wochen, auch im auch im Dunkeln.	
1-2 Monate	*Stufe 1:* Hören, Sehen, Greifen und Saugen sind nicht koordiniert. Hand greift nicht nach gesehenem Gegenstand, greift auch nicht nach dem Gegenstand, an dem gesaugt wird, schaut nicht nach ergriffenem Gegenstand oder nach Geräuschquelle. Mitunter wird die Hand zum Mund gebracht und daran gesaugt. D.h.: separate und nicht miteinander koordinierte Schemata.	Die Armbewegung nach einem Sehobjekt verschwindet aus dem Repertoire.	Kontaktberührung mit Objekt löst Greifreflex aus. Bei etwas entfernterem Greifobjekt: Strecken von Zeigefinger und Daumen, später auch aller Finger. Bei Anblick eines Objektes in Greifnähe (in aufrechter Haltung). Erhöhung der Muskelspannung in Armen und Schultern.

Alter	Piaget (1936)/White (1970)	Bower (1979)	Bruner (1968)
2-3 Monate	*Stufe 2:* Augen folgen der Bewegung der Hand, diese ist aber noch nicht unter der Kontrolle der Augen. Saugen am ergriffenen Gegenstand, aber kein Betrachten des ergriffenen Gegenstandes oder Ergreifen des gesehenen Gegenstandes. D.h.: beginnende Koordination von je 2 Schemata.		Bei Anblick von G. in Greifnähe; „Aufpumpen" von Armen, Schultern und Kopf, Fixieren des G. und aktive „Mundarbeit". Bewegung der Arme bei geschlossener Faust, aber Überraschung (Blinzeln), wenn Faust Objekt berührt.
3-4 Monate	*Stufe 3:* Das Sehen scheint die Handbewegung zu beeinflussen, diese im Sehbereich zu halten und ihre Aktivität zu erhöhen. Hand greift nach Gegenstand, an dem gesaugt wird; gerät aber der G. dabei zufällig in das Blickfeld, tritt eine Verzögerung ein, bevor daran gesaugt wird.	Betrachten der eigenen Hand: Kind verfolgt Hand mit Augen- und Kopfbewegungen (auch blinde Kinder). Allmählich wird Greifbewegung nach der gesehenen Hand mit der anderen Hand ausgelöst (nur bei sehenden Kindern).	Langsame Bewegung mit offener Hand auf das fixierte Objekt zu mit Mund- und Zungenaktivität. Bei bilateraler Armbewegung Zusammentreffen der Arme in der Körpermittellinie. Handschließen nur bei Berühren des Objektes. Bei unilateraler Armbewegung hängt der andere Arm schlaff.
4-5 Monate	*Stufe 4:* Hand ergreift erstmals gesehenen Gegenstand, sofern Hand und Gegenstand gleichzeitig im Sehfeld sind.	*Phase Ib:* Wiederauftauchen der im 1. Monat beobachteten Arm- und Greifbewegung, ausgelöst durch Sehen von Gegenständen, aber in der Ausführung nicht gesteuert durch das Sehen. Keinerlei Ansatz einer Greifbewegung nach Geräuschobjekt im Dunkeln.	Klare Sequenz: Aktivierung, Armbewegung, Ergreifen, Heranholen zum Mund, in den Mund stecken. Auslösung der Bewegung durch Anblick von Gegenständen. Ausführung bis zum 7./8. Monat, häufig ohne visuelle Steuerung.
5-6 Monate	*Stufe 5:* Echtes, durch Sehen gesteuertes Greifen nach G. Nach Ergreifen: Betrachten des Gegenstandes, danach Saugen am Gegenstand. Mit der Zeit verlängert sich die Betrachtungszeit und das Saugen entfällt.	*Phase II:* Sehen löst Transport der Hand in das Blickfeld und dann zum G. aus; Handführung ist also visuell gesteuert und daher exakter (100_% Kontakterfolg). Das Schließen der Hand dagegen erfolgt erst nach Berühren des Gegenstandes, ist also taktil gesteuert.	
7 Monate			Direktes Zustoßen auf den Gegenstand.
14 Monate			Ausbreiten der Arme auf der Höhe des Gegenstandes, dann erst Schließen der Hände um den Gegenstand.

Tab. 3: Nach: Oerter, R., Montada, L. u.a.: Entwicklungspsychologie. U-&-S-Psychologie, München 1982

Wir müssen in diesem Zusammenhang dem taktil-kinästhetischen Sinnesbereich große Aufmerksamkeit schenken. Im Zusammenhang mit den visuellen und auditiven Reizen muß dem Kind die Möglichkeit geboten werden, die Reize durch persönlichen Kontakt kennenzulernen. Erst hierdurch erlangt es ein vollständiges Bild der Dinge. Das Verstehen und Begreifen gelingt nur dann vollständig, wenn durch umfassende Sinneswahrnehmung Verarbeitungsprozesse ermöglicht werden.

2.4 Seriale Leistungen (Beginnend ab ca. 8 Monaten)

Jetzt beginnt der Zeitfaktor eine Bedeutung zu gewinnen. Das Kind kann seine Sinnesreize in ihrer Bedeutung in eine Reihenfolge bringen. Es gelingt ihm, Kausalitäten zu bilden und Ordnungen im zeitlichen Ablauf zu begreifen. Wir nehmen diese Leistungen schon bei Kindern ab dem neunten Lebensmonat wahr. „Das Kind lernt Ursache und Wirkung zu begreifen, es erkennt Anfang und Ende einer Handlung." (Jentschura/Janz, 1979, S. 172)

2.5 Intentionalleistungen (Beginnend ab ca. 11 Monaten)

Das Kind beginnt, Schlußfolgerungen zu ziehen und hierdurch bisher Unbekanntes zu verstehen. Die Vorstellungskraft wird stärker, und es kann Dinge durch das Vorhandensein einzelner bekannter Merkmale, trotz abweichender Farbe und Form, erkennen. Intensive taktile Erforschung des eigenen Körpers und der Umwelt spielen in dieser Zeit eine große Rolle. Jetzt werden die ersten „Instrumente" benutzt, Tasten werden gedrückt, Schlüssel in etwas hineingesteckt oder kleine Gegenstände in Löcher oder Vertiefungen gesteckt. Es ist in der Lage, verschiedene Koordinationsformen (z.B. Hand – Auge, beide Hände) zu üben und hierdurch zwischen sich und den Gegenständen und verschiedenen Gegenständen untereinander Beziehungen zu erleben.

2.6 Symbolstufe (Beginnend ab ca. 18 Monaten)

Das Kind beginnt, Dingen einen Symbolwert zu geben. Es muß nicht mehr direkt mit einem tatsächlichen Auto spielen, es kann den Bauklotz in der Vorstellung dazu werden lassen. Zunehmend ist das Kind nicht mehr von der tatsächlichen Wahrnehmung abhängig, sondern setzt seine Vorstellungskraft ein. Hierdurch wird es in die Lage versetzt, neue Situationen in der Vorstellung durchzuspielen und Lösungsstrategien zu entwickeln.

3. Störungen der Wahrnehmungsleistungen

Grundsätzlich muß bei Wahrnehmungsstörungen eine pathologische Fehlfunktion der Sinnesorgane abgeklärt werden. Nicht selten bilden sie die Ursache für Wahrnehmungsstörungen und werden erst durch Verhaltensauffälligkeiten deutlich. Frühkindliche Hör- oder Sehstörungen beeinflussen in nachhaltiger Weise die Entwicklung und den Zugang zu Sinneserfahrungen. Pathologische Fehlentwicklungen im Bereich der Knochen, Muskeln und Sehnen führen zu motorischen Auffälligkeiten und beeinflussen die Motivation und die Perzeption eines Kindes.

3.1 Hypersensibilität

Normalerweise ist der Mensch in der Lage, die Reize, die in einer Vielzahl auf ihn treffen, zu selektieren und sich gegen ihre Wirkung durch einen mehr oder minder aktiven Prozeß zu wehren. Im Falle der Hypersensibilität werden Reize überstark wahrgenommen und in ihrer Bedeutung zu stark priorisiert. Durch die übersteigerte Wahrnehmung der Reize besteht eine extreme Neigung, diese sofort wieder loszuwerden bzw. sie zu vermeiden. Normale Berührungen sind diesen Menschen unangenehm, insbesondere, wenn sie diesen nicht ausweichen können (z.B. wenn sie festgehalten werden, Farbe an den Händen haben, Kleidung übergestülpt bekommen, Hände geführt werden).

„– Sehsinn: Das Kind konzentriert sich auf Staubkörnchen, Fusseln, sich drehende Räder usw. Sie führen blitzartige und gut gezielte Bewegungen durch, ohne sich zu stoßen. Sie schauen gern durch Nadelöhre oder spannen eine Haarsträhne, um diese als Visier zu nutzen. Auch das Spielen mit dem eigenen Speichel wird beobachtet.

– Hörsinn: Das geräuschempfindliche Kind kann seine eigenen Geräusche gut aushalten, während es von außen kommenden Geräuschen ausweicht. Es entfernt sich von der Geräuschquelle oder hält sich die Ohren zu. Kann es das nicht, so schaltet es einfach ab, als ob es taub wäre. Töne und Geräusche verursachen ihm Schmerzen.

– Geruchssinn: Eine Hypersensibilität im Geruchssinn ist für das Kind sehr schlimm. Es nimmt Gerüche wahr, die normalerweise vom Menschen nicht wahrgenommen werden. Jeder Mensch ist von einer Geruchsaura umgeben, die ein Kind mit hypersensiblem Geruchssinn wahrnimmt. Deodorants usw. verwirren das Kind noch mehr, weil es die vielen Düfte nicht unterscheiden kann. Gerüche sind unsichtbar, die Kinder werden durch sie abgelenkt.

– Geschmackssinn: Kinder mit empfindlichem Geschmackssinn haben von Anfang an Eßschwierigkeiten und akzeptieren nur wenig Speisen."

(Jentschura/Janz, 1979, S. 1973)

Die Hypersensibilität kann in bestimmten abgegrenzten Sinnesbereichen auftreten oder alle Sinnesbereiche gleichzeitig erfassen. A.J. Ayres spricht beispielsweise von der „...taktilen Abwehr..." (Ayres, 1984, S. 152), die bei Kindern zu beobachten ist, die „...negativ und gefühlsbetont auf Berührungsreizempfindungen..." (Ayres, 1984, S. 152) ...reagieren. Weitere Empfindlichkeiten in anderen Sinnesbereichen können hinzukommen.

3.2 Hyposensibilität

Die hyposensiblen Kinder benötigen im Unterschied zu den hypersensiblen Kindern sehr starke Reize, um perzeptieren zu können. Hier können die Ursachen ebenfalls in einer Fehlfunktion der entsprechenden Sinnesorgane liegen, oder eine pathologische Veränderung im Zentralnervensystem führt zu einer schlechten Verarbeitung der Sinneseindrücke. Das Gehirn registriert die eingehenden Impulse nicht richtig, und es kommt dadurch zu einer fehlenden Aufmerksamkeit. In der Folge werden inadäquate Reaktionen gezeigt, die sich in der Motorik, im kognitiven Bereich, im emotionalen und im sozialen Bereich äußern können. Im interpersonellen Teil des kindlichen Gehirns wird der Bereich, der für Motivation, Aufmerksamkeit, Forscherdrang und Experimentierfreude zuständig ist, fehlinformiert oder weist selber eine Fehlfunktion auf. Hierdurch sinkt die Bereitschaft des Kindes, eine sinnvolle und konstruktive Tätigkeit aufzunehmen.

„– Tastsinn: In schweren Fällen kann sich das Kind ernstlich verletzen, ohne zu schreien. Es sind häufig Kinder, die Autoaggressionen zeigen, bizarre Körperstellungen einnehmen, stereotype rhythmische Bewegungen lieben.

– Sehsinn: Sie lieben Lichtstrahlen und glänzende Flächen, drehen gerne Dinge vor den Augen (Hände, Spielzeug) und sie haben Angst, in die Tiefe zu schauen und fallen über eine Schwelle, weil der Farbkontrast sie irritiert.

– Hörsinn: Für das hyposensible Kind ist die Welt zu still. Es macht daher selber Lärm und sucht ihn geradezu. Es lauscht gerne auch

22

Klängen, die zurückgeworfen werden, liebt Echoeffekte. Bei allen Tätigkeiten lauscht es genau den dabei entstehenden Geräuschen.

– Geruchssinn: Die Kinder suchen starke Gerüche, beschmieren sich und die Umwelt mit ihren eigenen Ausscheidungen und freuen sich, wenn sie von ihren eigenen Gerüchen umgeben sind. Sie beriechen andere Personen und Gegenstände und halten sich gerne in Räumen auf, die intensive Düfte verbreiten (Toilette, Küche).

– Geschmackssinn: Die Kinder essen alles, auch Ungenießbares, und sind daher gefährdet. Sie stecken alles in den Mund."

(Ayres 1984, S. 183 f)

4. Therapeutische Möglichkeiten zur Stimulierung bei Wahrnehmungsdefiziten

Jean Piaget stellte als einer der ersten Psychologen heraus, daß die wechselseitige Auseinandersetzung des Kindes mit seiner Umwelt wesentlich das Lernvermögen und die Intelligenz beeinflußt. In einer bestimmten, festgelegten Reihenfolge durchlaufen wir Entwicklungsschritte, die uns eine immer intensivere Auseinandersetzung mit der Umwelt ermöglichen. Durch Reaktionen auf unsere Umweltreize werden Lernprozesse eingeleitet, die die normale Entwicklung fördern. Es wäre mit Sicherheit falsch zu glauben, ein ausreichendes Maß an Umweltreizen und andersgearteten Angeboten würde ausreichen, um Wahrnehmungsdefizite auszugleichen. Vielmehr muß ein therapeutisches Vorgehen immer auf die Art der Perzeptionsstörung und den individuellen Entwicklungsstand des Kindes abgestimmt sein. Häufig sind Sensibilisierungen oder Desensibilisierungen notwendig, um Störungen in den modalspezifischen Sinnesbereichen auszugleichen. Hierbei ist die individuelle angemessene Dosierung der therapeutischen Stimuli wesentlich für den Therapieerfolg. *Das Kind bestimmt mit seinen Reaktionsweisen, welche Intensität und welche Struktur die Stimuli haben sollen. Ebenso bestimmt es die Dauer der Reizangebote, wie hoch das Tempo der Vorgehensweise sein soll und wie lang die Behandlungszeit ist.*

Grundsätzlich sollte dem Kind eine Vielzahl von Reizangeboten gemacht werden, um eine „Spannung durch Wechsel" zu erreichen. Hierbei ist darauf zu achten, daß die Stimulationen stets nacheinander, aufbauend und ausreichend erfolgen. Eine Reizüberflutung durch gleichzeitiges Anbieten verschiedener Stimuli ist unbedingt zu vermeiden. Dies würde dazu führen, daß der Therapeut die tatsächliche Wirkung entsprechender Stimuli nicht mehr eindeutig identifizieren kann, und Aussagen über weitere therapeutische Maßnahmen oder die Ursachen eines Therapieerfolges würden wesentlich erschwert.

4.1 Stimulation des Tastsinnes

Verbreitet ist der Glaube, daß wir die Zeit der „Berührungsängste" hinter uns hätten, doch die Realität zeigt, daß dies offensichtlich nicht der Fall ist. Kinder werden häufig dazu ermahnt, ihren natürlichen Antrieb, die Umwelt zu erfassen, zu unterdrücken. Obwohl unsere Umwelt immer größeren Aufforderungscharakter erhält und immer raffiniertere Reize entwickelt werden, um unsere Aufmerksamkeit zu wecken, wird die tatsächliche Auseinandersetzung durch taktiles „Be-grei-fen" zurückgedrängt. „Wohlerzogene" Kinder verhalten sich abwartend und zurückhaltend. Ein Kind, das spontan auf Dinge zugeht und sie ergreift sich mit ihnen vertraut macht, sie von allen Seiten betrachtet und ertastet, wird immer noch als „unerzogen und lästig" erlebt. Das Zulassen dieser Spontaneität löst scheinbar bei den Erziehenden Ängste aus; Ängste, diesen Tatendrang zukünftig nicht kanalisieren zu können, vermeindlichen gesellschaftlichen Ansprüchen nicht zu genügen, oder sie sind Ausdruck der Unwissenheit um kindliche Entwicklungsbedürfnisse und der Unfähigkeit, angemessen darauf reagieren zu können.

Die taktile Stimulation mit unterschiedlichen Materialien ermöglicht ein großes Ausmaß an taktiler Wahrnehmung. In der Wahrnehmung des Widerstandes des Gegenübers lernt das Kind seinen eigenen Körper kennen. Die Berührungen des Säuglings durch die Mutter helfen ihm, ein Körpergefühl zu entwickeln. Diese Hautstimulationen regen auch die Organtätigkeit an und vermitteln dem Kind eine Tiefenwahrnehmung. „Diese taktilen Stimulationen sind auch bei älteren Kindern möglich. Viele genießen sie geradezu, wollen immer wieder gebürstet werden. Bürsten lassen sich auch die Ärmel, in den Halsausschnitt, in die Hosenbeine schieben. Wenn sie darin stecken, wird das Kind darauf aufmerksam und versucht, sie wieder herauszuziehen. Dabei werden gleichzeitig die Bewegungen geübt, die zum An- und Ausziehen nötig sind. Auch das Spielen mit Bürsten und verschiedenen Materialien ist bei den Kindern lange beliebt. Selbst mancher Erwachsene knetet und modelliert gerne. Je mehr das Kind seine Finger gebraucht, desto geschickter werden sie. Die vielen Steckspiele, das Auffädeln von Perlen, das Ertasten von Gegenständen im Krabbelsack, das Einstecken von Formen mit verbundenen Augen, das Zerreißen von Papier, das Schneiden, Bauen, Basteln und Malen, alles das erfordert eine gute Sensibilität und Feinmotorik. Und sind nur möglich, wenn das Kind seine Sensibilität schulen und entwickeln konnte." (Jentschura/Janz, 1979, S. 181)

4.2 Stimulation des Bewegungssinnes

Die Wahrnehmung der Körperteile und deren Verhältnis zueinander wird über die Rezeptoren bzw. Propriozeptoren in den Muskelspindeln vermittelt. Normalerweise passen wir unsere Bewegung und unseren Kraftaufwand der jeweiligen Tätigkeit an. Es gelingt uns dadurch, rationell mit unserer Energie umzugehen und ein angemessenes Empfinden für die Sache/den Gegenstand, mit der/dem wir uns beschäftigen, zu finden. Die

Tiefensensibilität wird durch den Muskeltonus und durch die Beschaffenheit des Materials, mit dem wir uns beschäftigen, geschult. Zur Förderung des Bewegungssinnes ist es notwendig, daß das Kind seinen Körper in der Bewegung wahrnimmt. Es sollten ihm viele verschiedene Bewegungsmöglichkeiten geboten werden, in denen es seine Fähigkeiten und Grenzen erproben kann. Durch die Auseinandersetzung mit der Bewegung gelingt es dem Kind, sein Körpergefühl zu entwickeln. Es wird sich über seine bisherigen Bewegungsgrenzen hinaus entwickeln und durch zunehmende Sicherheit im Umgang mit dem eigenen Körper diesen intensiver spüren. Hierbei ist weniger ein vorgegebenes Trainingsprogramm für bestimmte Körperübungen notwendig, als mehr ein umfangreiches Angebot von Bewegungsmöglichkeiten, unter denen das Kind sich eigene, seinem Entwicklungsstand, seinen Fähigkeiten und seinem Zutrauen entsprechend aussuchen kann. Wir wissen heute, daß die Bewegung, die Wahrnehmung und der Umgang mit dem eigenen Körper wesentlich zur kognitiven Entwicklung beiträgt. Man sollte bei wahrnehmungsgestörten Kindern – beispielsweise, wenn es ihnen nicht gelingt, vorgegebene Formen nachzuzeichnen – vor einem visuellen Wahrnehmungstraining in Form von Nachzeichnen vorgegebener Übungen, immer Vorübungen im Bewegungsbereich machen.

4.3 Stimulation des Gleichgewichtssinnes

Wir beginnen schon im Kleinstkindalter, mit unserem Gleichgewicht zu spielen. Bewußt oder unbewußt wird die Lage des Körpers im Raum getestet und wahrgenommen. Viele kleine Spiele mit dem Körper oder einzelnen Gliedmaßen vermitteln ein Gefühl für die Raumlage. Das Gleichgewichtssystem wirkt auf den Muskeltonus der Haltemuskeln. Das führt dazu, daß das Körperschema mit seinen Bewegungsempfindungen wahrgenommen wird. Der Gleichgewichtssinn ist auch abhängig von Informationen anderer Sinne. Nur im Kontext mit weiteren Sinnesinformationen (z. B. Tast-, Bewegungssinn) finden wir das richtige Gleichgewicht und unsere Stellung im Raum.

„Wie bei der Bewegung, lassen sich motorische und sensorische Gleichgewichtsstörungen differenzieren. Das athetotische Kind findet sich – trotz massiver motorischer Gleichgewichtsstörungen – recht gut im Raum zurecht. Passiv durchgeführte Lageveränderungen führen zwar zu ausfahrenden, unwillkürlichen Bewegungen, da sich das Kind diesen Haltungsänderungen nur schwer anpassen kann, es hat aber auch keine große Angst dabei, wie das wahrnehmungsgestörte Kind. Obgleich das athetotische Kind häufig fällt, ist es bewegungsfreudig und versucht, sich aktiv auszubalancieren, was ihm oft nur schwer gelingt. Kinder mit sensorischen Gleichgewichtsstörungen zeigen zwar gute Gleichgewichtsreaktionen, geraten aber in Panik, wenn ihre Körperlage passiv verändert wird. Sie können sich – trotz guter motorischer Funktion – der Bewegung nicht anpassen. Sie beobachten stundenlang sich bewegende Mobiles oder andere Gegenstände, die sich bewegen, können es aber nicht ertragen, wenn sie selber bewegt werden." (Jentschura/Janz, 1979, S. 185)

Kinder sollten sich in der Therapie spielerisch mit Bewegung auseinandersetzen. Sie müssen abwechselnd gesteuert werden oder frei herumtollen können. Durch Stimulationen (z.B. Schaukelbrett, Luftmatratze, Wasser, Hängematte, Rollbrett, Ball) müssen sie sich mit Raum-Lage-Anpassungen auseinandersetzen können. Dadurch üben sie ihr Gleichgewichtsorgan, aus dessen Informationen sich eine adäquate Muskelreaktion bilden kann. Kinder mit einem gestörten Gleichgewichtssinn neigen zur Passivität. Sie trauen sich die Bewegung im Raum nicht zu und geraten leicht in Panik, wenn Bewegungsmuster von ihnen verlangt werden, die sie verunsichern. Der natürliche Bewegungsdrang regt sie dazu an, Bewegungen auszuführen, sie sind jedoch nicht in der Lage, hier die Sicherheit und Anpassung zu empfinden. Speziell für die Gleichgewichtsstimulationen bieten u.a. Kiphard, Frostig, Bobath und Affolter gute Anregungen.

4.4 Stimulation der visuellen Wahrnehmung

Grundsätzlich findet eine ideale Funktionsergänzung unserer Sinnesorgane statt. Das Auge ermöglicht uns eine Bearbeitung von Lichtreizen der Umwelt, es erfaßt Formen, Farben und Dinge der Umwelt, die in unserem Gehirn zu Bildern verarbeitet werden. Das Auge bietet den Vorteil, Dinge zu erfassen, die weiter entfernt sind – was der Tastsinn z.B. nicht schafft. Die uns angebotenen Reize sind für das Auge dann besonders reizvoll, wenn sie im Mittelpunkt unseres Interesses stehen. Optische Reize prägen sich uns stärker ein. Deshalb ist eine taktil-kinästhetische Erfahrung mit visuellen Reizen so wichtig. (Siehe auch Tabelle 4)

4.4.1 Visuomotorische Koordination

Entwicklung der Objektpermanenz (nach Piaget 1936)

Stufer/LA		Merkmale	Interpretation
1	0-1 Mon.	Kind verfolgt Objekt langsam bis zur Mittellinie; evtl. leichtes Kopfwenden; kein Suchen	Objekt und Handlung nicht getrennt; Objekt ist quasi Produkt der Handlung
2	1-4 Mon.	Wenn Objekt aus dem Blickfeld verschwunden: a) Kind setzt begonnene Handlung fort b) sucht dort, wo Objekt zuletzt verschwand c) guckt dorthin, wo Objekt ursprünglich auftauchte und Wiederholung derselben Handlung.	Kind versucht, interessantes oder Vergnügen bereitendes „Bild" durch Fortsetzung oder Wiederholung der Handlung einzufangen („primäre Kreisreaktionen")
3	4-8 Mon.	Grobe Ansätze von Suchbewegungen: Kind antizipiert sich bewegendes, aber kurz verschwundenes Objekt an der richtigen Stelle durch Verlängerung seiner Handlung; bei kurzer Pause: Suchen des Objekts, aber nicht mehr, wenn es Objekt nicht gleich findet a) erkennt halb verdeckten Gegenstand nicht b) setzt eingeleitete Greifbewegung auch bei halb verdecktem Gegenstand fort.	Objekt hat noch keine selbständige Existenz, es entsteht aus der Handlung; „Entstehen" des Objektes kann teilweise vorhergesehen werden
4	8-12 Mon.	Deckt teilverdecktes Objekt auf; bei ganzverdecktem Objekt: a) sucht weiter, wenn Objekt bereits ergriffen b) aktive Suche, aber nur erfolgreich, wenn nur 1 Ort zur Wahl steht; bei sichtbarem Platzwechsel des Objekts: Suche am 1. Ort.	Objekt erhält eigene Existenz unabhängig von Handlung des Kindes; Unabhängigkeit des Objektes vom Ort und von Raumbeziehungen noch nicht erfaßt; der assoziierte Ort ist das *Signal* für das Objekt
5	12-18 Mon.	Kind beobachtet Platzveränderung: a) Probesuchen bei A; dann bei B b) sucht gleich bei B.	Objekt wird als unabhängig von eigener Handlung und von Raumposition begriffen; Erfassen von Sequenzen von Raumpositionen in der gesehenen Reihenfolge
6	18-24 Mon.	Objekt wird verdeckt (z.B. in eine Dose getan) nacheinander unter 3 Gegenständen entlanggeführt und unter einem verborgenen a) Kind sucht in der Dose b) wenn ohne Erfolg: in der gesehenen Sequenz der Orte c) in der umgekehrten Sequenz der Orte.	Objekt hat substantiellen Dingcharakter, unabhängig davon, ob man es sieht; Objekt ist wie das Kind selbst räumlichen Positionsveränderungen unterworfen, aber unabhängig vom Kind; beide Positionsveränderungen müssen im Geiste koordiniert werden.

Tab. 4: Nach Oerter, R., Montada, L. u.a.: Entwicklungspsychologie. U-&-S-Psychologie. München 1982

Durch Ausreifung der Augenmuskulatur und ihrer speziellen Funktionen gelingt es dem Kind, Gegenstände zu fixieren, zu verfolgen und zu beobachten. Es kann seine optischen Eindrücke gezielt festhalten und abspeichern. Hierdurch gelingt ihm dann eine spätere Wiedererkennung. Piaget hat deutlich aufgezeigt, daß Kinder im Alter um drei Jahre in der Lage sind, einfache Puzzlespiele zusammenzusetzen. Sie erkennen das Gesamtbild und dessen Einzelteile und sind in der Lage, eine Gesamtform zu erstellen.

Durch die Reifung der motorischen Funktionen ist das Kind zur Auge-Hand-Koordination in der Lage. Der Sehraum vereinigt sich mit dem Greifraum. Zielgerichtete Bewegungen werden möglich, und im kognitiven Bereich werden die Planungsfunktionen angeregt. Frostig nennt die Abstimmung zwischen dem visuellen und motorischen Bereich die „visuomotorische Koordination (VM)".

4.4.2 Figur-Grund-Wahrnehmung

Sobald die Konzentrationsfähigkeit steigt, kann das Kind einen ihm bekannten Reiz zwischen anderen herausfiltern. FROSTIG bezeichnet diese Fähigkeit mit „Figur-Grund-Wahrnehmung" und meint damit, daß das Kind eine ihm bekannte Figur (Stimulus) aus einem Wahrnehmungsfeld (Grund) selektieren kann. Nur wenn das Kind in der Lage ist, eine Figur-Grund-Wahrnehmung zu leisten, kann es sich konzentrieren. Kinder, die nicht in der Lage sind, bekannte Reize aus einer Vielzahl anderer heraus zu selektieren, werden durch das Reizangebot abgelenkt und können sich nicht auf das Wesentliche konzentrieren.

4.4.3 Wahrnehmungskonstanz

Gegenstände, die wir nur teilweise, unvollständig oder in Andeutungen sehen, werden von uns trotzdem wiedererkannt. Das Gehirn hat die Tendenz, aus Fragmenten ein Ganzes zu produzieren, so daß wir die Gesamtform wahrnehmen und erkennen können. Diese wichtige Leistung ermöglicht es, daß ein Gegenstand auch auf dem Kopf stehen oder seine Lage im Raum verändern kann und doch als dieser spezielle Gegenstand erkannt wird. Frostig nennt diese Fähigkeit „Wahrnehmungskonstnaz (WK)".

4.4.4 Wahrnehmung der Raumlage

Durch unser dreidimensionales Denken können wir die Dinge vor, hinter, über, unter, neben wahrnehmen und vorstellen. Der Wahrnehmende muß die Fähigkeit entwickeln, Gegenstände im Verhältnis zu sich zu bestimmen und daraus auch seine eigene Lage im Raum. Hinzu kommen Drehbewegungen, die erkannt und zugeordnet werden müssen. Das Kind beginnt mit Krabbelaktionen, um seinen Raum zu erfahren. Die Raumeroberung erschließt ihm neue Wahrnehmungen seines eigenen Körpers im Verhältnis zum Raum. Dies bildet die Grundlage für das spätere Malen und Zeichnen, insbesondere von Zahlen und Buchstaben. Frostig bezeichnet diese Fähigkeit als „Wahrnehmung der Raumlage (RL)".

4.5 Wahrnehmung der räumlichen Beziehung

„Hiermit ist die Fähigkeit gemeint, die Lage zweier Dinge zueinander und zur eigenen Person wahrzunehmen." (Jentschura/Janz, 1979 S. 189) Das Kind beginnt jetzt, über die normale Figur-Grund-Wahrnehmung und die Wahrnehmung der Raumlage hinaus diese beiden Wahrnehmungen miteinander zu verbinden. Mehrere Einzelteile werden in eine richtige Beziehung zueinander gesetzt und miteinander verbunden. Die dreidimensionale und taktil-kinästhetische Wahrnehmung ist eine wichtige Schulung, die einer zweidimensionalen immer vorausgehen muß. Das konkrete Erleben der Dinge ist immer einer zweidimensionalen visuellen Erfahrung über ein Buch oder ein Heft vorzuziehen. Dies sollte erst später, im Schulalter, zur Förderung der abstrakten Denkleistungen geschehen.

Aufgabenbeispiele aus dem Binet-Test und dem Hamburg-Wechsler-Intelligenztest für Kinder (HAWIK)

Binet-Test	HAWIK	
3 Jahre	***6.-15. Lebensjahr***	
Tierbilder zuordnen	*Verbalteil:*	
Bildbeschreibung	Allgemeines Wissen:	Wie viele Ohren hast du?
Satz von 6 Silben repetieren		Wie heißt dieser Finger?
Weiße und schwarze Knöpfe		Wieviel Kilogramm hat eine Tone?
sortieren		Warum schwimmt Öl auf Wasser?
Zu genannten Handlungen		
passende Bilder zeigen	Allgemeines Verständnis:	Was sollst du tun, wenn du dich in den
Zusammensetzspiel		Finger geschnitten hast? Warum wer-
2 Perlen geben		den Häuser meistens aus Ziegelstei-
Gegenstände benennen		nen gebaut? Warum werden bei
Groß- und klein unterscheiden		einem Schiffsunglück zuerst Frauen
Perlen aufreihen		und Kinder gerettet?
„Was muß man tun, wenn...?"		
Gegensatzanalogie wie:	Rechnerisches Denken:	Wenn eine Zigarette 7 Pf. kostet,
Tag ist hell, Nacht ist...?		wieviel kosten dann 3 Zigaretten?
		Ein Milchmann hatte 25 Flaschen
8 Jahre		Milch und verkaufte davon 11.
Ähnlichkeit zwischen Mücke		Wieviele Flaschen behielt er übrig?
und Spatz usw.		
Gegensatzanalogien	Gemeinsamkeiten:	Pflaume – Pfirsich/Katze – Maus/
Aufzählen von Wochentagen		Bier – Wein
„Was muß man tun, wenn...?"		
Verstehen von Zusammenhängen	Wortschatz:	Die Bedeutung von Wörtern erklären
Absurdität von Sätzen		
	Zahlennachsprechen:	Vorwärts und rückwärts
12 Jahre	*Handlungsteil:*	
4 Zahlen rückwärts repetieren	Zahlensymbol:	Eine Reihe von Mustern malen
Bildbeschreibung	Bilderergänzen:	Das fehlende Teil eines Bildes finden
Abstrakte Wörter definieren	Bilderordnen:	Aus einer Bildsequenz eine
Geometrische Figur nach		Geschichte legen
Gedächtnis zeichnen		
Absurdität in Bildern	Mosaiktest:	Aus Bausteinen Muster legen
Lücken in Sätzen ergänzen	Figurenlegen:	Eine Art Puzzle

Tab. 5: Nach: Oerter, R., Montada, L. u.a.: Entwicklungspsychologie. U-&-S-Psychologie. München 1982

5. Anamesehilfen für die ergotherapeutische Praxis

Grundsätzlich ist jeder Behandlung eines wahrnehmungsgestörten Kindes eine genaue Anamnese voranzustellen. Die Hinweise aus der Entwicklungsgeschichte und mögliche Zusatzbefunde runden die Diagnose ab.

Zu 5.1 Anamnesebogen

Im Anamnesebogen werden die persönlichen Daten des Kindes und der Eltern eingetragen sowie die Hinweise von Vorbefunden. Dieser Bogen sollte jeder angelegten Akte vorangestellt werden. Die Angaben erhält man durch Befragen der Eltern bzw. der Kontaktperson, die das Kind vorstellt.

Zu 5.2 Beobachtungsbogen

Nach dem ersten Kontakt mit den Eltern und dem Kind empfiehlt es sich, auf einem Beobachtungsbogen erste Eindrücke zum Verhalten des Kindes festzuhalten. Da man für den ersten Kontakt mit dem Kind noch kein konkretes Angebot vorbereitet, läßt man es sich mit verschiedenen Spielangeboten auseinandersetzen, um sein Kontaktverhalten, Spielverhalten und Leistungsverhalten einzuschätzen. Diese Beobachtung ist grundsätzlich ein erster Hinweis für den Therapeuten und keine Diagnose.

Zu 5.3 Elternfragebogen

Um differenzierte Auskünfte von den Eltern zu bekommen, sollte man ihnen einen Elternfragebogen mitgeben, der zu Hause ausgefüllt wird. In ihm werden konkrete Fragen zum Verhalten des Kindes gestellt. Von den meisten Eltern sind diese Fragen problemlos zu beantworten.

5.1 Anamnesebogen für den ergotherapeutischen Gebrauch

Name: ....

Vorname: ....

Geschlecht: ....

Straße: ....

Ort: ....

Telefon: ....

Lebensalter: ....

Geburtsdatum: ....

Erziehungsberechtigte: ....

Behandelnder Arzt: ....

Vorstellungsdiagnose: ....

Sonstige Verordnungen: ....

Anmerkungen: ....

....

Datum: ....

5.2 Beobachtungsbogen

Name des Kindes: ....

Beobachtungen des Untersuchers:

Kontaktverhalten: ....

....

....

Spielverhalten: ....

....

Leistungsverhalten: ....

....

....

....

Besondere Bemerkungen: ....

....

....

....

5.3 Elternfragebogen

Name des Kindes: ....

Händigkeit: ....

Schwangerschaft: ....

Geburt: ....

Sind die Augen getestet?   ☐ ja   ☐ nein

Sind die Ohren getestet?   ☐ ja   ☐ nein

Mittelohrentzündung:

a) häufig: ☐ ja   ☐ nein

b) gerade überstanden: ☐ ja   ☐ nein

Wer hat die Auffälligkeit bemerkt? ....

Wodurch ist das Kind aufgefallen? ....

....

....

Fragen zum Verhalten des Kindes

Mag Ihr Kind durch die Luft gewirbelt werden? ❑ ja ❑ nein

Mag Ihr Kind gerne Karussell fahren ❑ ja ❑ nein

(mit welchem)? ....

Mag Ihr Kind gerne schaukeln ❑ ja ❑ nein

(womit/wie)? ....

Mag Ihr Kind gerne gedreht werden? ❑ ja ❑ nein

Mag Ihr Kind gerne „Hoppe Reiter" spielen? ❑ ja ❑ nein

Mag Ihr Kind gerne schwimmen? ❑ ja ❑ nein

Mag Ihr Kind Höhen? ❑ ja ❑ nein

Mag Ihr Kind gerne auf dem Rücken liegen? ❑ ja ❑ nein

Mag Ihr Kind gerne auf dem Bauch liegen? ❑ ja ❑ nein

Mag Ihr Kind gerne schmusen? ❑ ja ❑ nein

Mag Ihr Kind gerne gestreichelt werden? ❑ ja ❑ nein

Ist Ihr Kind sehr kitzelig? ❑ ja ❑ nein

Hat Ihr Kind einen starken Bewegungsdrang
(eine Unruhe)? ❑ ja ❑ nein

Ist Ihr Kind eher bewegungsfaul? ❑ ja ❑ nein

Hat Ihr Kind wiederkehrende Bewegungseigenarten, wie

☐   Schaukeln im Bett?

☐   mit dem Kopf gegen etwas schlagen?

☐   ständiges Kopfwackeln?

Sonstiges: ....

....

....

Wie konzentriert sich Ihr Kind und in welchen Situationen? ....

....

....

....

....

....

....

....

....

Hat Ihr Kind Ein- oder Schlafstörungen?   ☐ ja   ☐ nein

Hat Ihr Kind als Kleinkind viel geschrien?   ☐ ja   ☐ nein

Hat oder hatte Ihr Kind

☐   Eßstörungen?

☐   Trinkstörungen?

Steckt(e) Ihr Kind Finger und/oder
Gegenstände in den Mund?   ☐ ja   ☐ nein

Gab Ihr Kind vor dem Sprechen Laute
von sich?   ☐ ja   ☐ nein

Spricht Ihr Kind

seit wann? ....

was? ....

wie? ....

Wann saß ....

stand ....

krabbelte ....

lief Ihr Kind? ....

Wann war Ihr Kind „sauber" (gab es „Rückfälle")? ....

....

Hat (hatte) Ihr Kind Allergien?   ❏ ja   ❏ nein

    Welche? ....

War Ihr Kind als Kleinkind in einer
Hängematte oder Wiege?   ❏ ja   ❏ nein

Zusätzliche Bemerkungen: ....

....

....

....

....

....

....

6. Diagnostische Hilfen für die ergotherapeutische Praxis

Zur Diagnose ist eine genaue Beobachtung nötig. Häufig kommen die Kinder bereits mit einer Diagnose ihrer Störung in eine Praxis. Beispielsweise hat der Kinderarzt diese Diagnose gestellt. In der Regel ist diese Diagnose jedoch sehr allgemein gehalten. Der Therapeut hat – insbesondere bei wahrnehmungsgestörten Kindern – die Aufgabe, eine Feindiagnose durchzuführen.

Zu 6.1 Grobdiagnostik

Im Bogen zur Grobdiagnostik können die Bereiche: Optische Wahrnehmung, Handgeschick, Körperkontrolle, Sprache und akustische Wahrnehmung aufgenommen werden. Sie dienen dazu, die beim freien Spiel beobachteten Verhaltensweisen festzuhalten.

Zu 6.2 Feindiagnostik

Die Feindiagnostik ist hier mit den Eltern durchzuführen. Der Bogen weist eine Reihe von Fragen auf, die einen genauen Entwicklungsverlauf und -stand des Kindes wiedergeben können. Pränatale und postnatale Informationen sollen das Gesamtbild der Störung besser erfassen lassen.

Zu 6.3 Diagnostische Erhebung in der Beobachtung

Zur Ergänzung der feindiagnostischen Erhebung können die Angaben anhand eines Beobachtungsbogens überprüft werden. Der Therapeut kann sich hier seine Notizen zum Verhalten des Kindes machen und später mit den Angaben der Eltern abgleichen. Nicht selten findet man bei den Einschätzungen der Eltern zum Verhalten ihres Kindes erhebliche Unterschiede zum beobachteten Verhalten in der Therapie.

Zu 6.4 Spannungsfeld der Aktivität und Befindlichkeit

Um die Aktivität eines Kindes während verschiedener Tätigkeiten einzuschätzen, kann man den Bogen 6.4 nutzen. Er dient der konzentrierten Auseinandersetzung mit den Aktivitäten und Befindlichkeiten eines Kindes. Grundsätzlich kann sich der Therapeut hierdurch ein genaueres Bild über die Antriebsbereitschaft und die emotionale Lage des Kindes verschaffen.

Name des Kindes: ....

6.1 Grobdiagnostik

Optische Wahrnehmung ....

....

....

Handgeschick: ....

....

....

Körperkontrolle: ....

....

....

Sprache: ....

....

....

Akustische Wahrnehmung: ....

....

....

6.2 Feindiagnostische Anamnese in der Wahrnehmungs- förderung

Fragen zur Genese an die Familie

Pränatal

1. Gab es Krankheiten während der Schwangerschaft?

- ☐ Verletzungen

- ☐ Anämie

- ☐ Ohnmachten

- ☐ Blutungen

- ☐ Operationen

- ☐ Liegen über längere Zeit?

- ☐ andere Komplikationen

2. Wurden während der Schwangerschaft

- ☐ Medikamente

- ☐ Drogen

- ☐ therapeutische Behandlungen

eingenommen/durchgeführt?

3. War der Geburtsverlauf anormal?

- ☐ verlängert

- ☐ sehr kurz

4. Welche Geburtsform wurde gewählt?

- ☐   sanfte Geburt
- ☐   Hausgeburt
- ☐   Periduralanästhesie
- ☐   eingeleitete Geburt
- ☐   Zangengeburt
- ☐   Saugglocke

5. Geburt

a. War Ihr Kind untergewichtig? ☐ ja ☐ nein

b. Gab es Komplikationen, wie

- ☐   Cyanose (blaurote Färbung der Lippen)
- ☐   Gelbsucht
- ☐   angeborene Defekte
- ☐   Schlaffheit
- ☐   auffällige Unruhe

c. Notwendigkeit von

- ☐   Sauerstoff
- ☐   Transfusionen
- ☐   Sondieren

d. Wurde der Säugling gestillt? ☐ ja ☐ nein

e. Wurde der Säugling mit der Flasche
ernährt?   ☐ ja   ☐ nein

f. Gab es Schwierigkeiten beim Füttern?   ☐ ja   ☐ nein

g. Hatte der Säugling Saugprobleme?   ☐ ja   ☐ nein

h. War der Krankenhausaufenthalt
außergewöhnlich lang?   ☐ ja   ☐ nein

i. Waren Sie längere Zeit von Ihrem Kind   ☐ ja   ☐ nein
getrennt?

Kommentar: ....

....

....

....

....

....

....

....

Medizinische Anamnese

1. Hat Ihr Kind eine der folgenden Krankheiten gehabt?

☐ Meningitis

☐ epileptische Anfälle

☐ Herzprobleme

☐ Allergien

☐ Neurodermitis

2. Hat Ihr Kind Sehprobleme? ☐ ja ☐ nein

Gab es eine Augenprüfung und wann? ....

....

3. Hat Ihr Kind Hörprobleme? ☐ ja ☐ nein

Gab es eine Gehörprüfung und wann? ....

....

4. Nimmt Ihr Kind Medikamente? ☐ ja ☐ nein

Wenn ja, welche und wofür? ....

....

Kommentar: ....

....

....

Entwicklungsgeschichte

1. In welchem Alter konnten Sie folgendes bei Ihrem Kind beobachten?

   es dreht sich über beide Seiten ....

   es kann selbständig sitzen ....

   es beginnt selbständig zu krabbeln (vorwärts/rückwärts) ....

   ....

   es beginnt, selbständig zu gehen ....

   es beginnt, die ersten Worte zu sprechen ....

   (welche) ....

   es kann den ersten Satz sprechen ....

   (welchen) ....

   es beginnt, selbständig aus einer Tasse zu trinken ....

   es beginnt, selbständig einen Löffel zu benutzen ....

   es kann selbständig Nahrung zu sich nehmen ....

   es kann sich selbständig ein Hemd anziehen ....

   es kann selbständig Knöpfe schließen/öffnen ....

   es kann sich selbständig anziehen ....

2. Wie verhielt sich Ihr Kind als Kleinkind?

   ☐   es schrie sehr viel

   ☐   es war oft aufgeregt

46

☐   es wirkte oft irritiert

☐   es war pflegeleicht

☐   es war aufmerksam

☐   es war eher ruhig

☐   es war eher passiv

☐   es war eher aktiv

☐   es mochte auf dem Arm gehalten werden

☐   es hat das Gehaltenwerden abgelehnt

☐   es wirkte schlaff beim Halten

☐   es wirkte angespannt beim Halten

☐   es hatte einen guten Schlafrhythmus

☐   es hatte einen unregelmäßigen Schlafrhythmus

3. Wie verhält sich Ihr Kind heute?

☐   es ist meist ruhig

☐   es wirkt überaktiv

☐   es ermüdet leicht

☐   es redet ständig

☐   es ist zu impulsiv

☐   es wirkt unruhig

☐   es ist eigensinnig

☐   es mag keine Veränderungen

☐   es zeigt Überreaktionen

☐   es kämpft ständig mit Personen oder Gegenständen

☐   es wirkt ungewöhnlich zufrieden

☐   es hat regelmäßig Wutausbrüche

☐   es ist im Umgang mit sich und Dingen ungeschickt

☐   es macht ihm keine – wenig – große Schwierigkeiten, sich. von Bezugspersonen zu trennen

☐   es hat nervöse Angewohnheiten oder Tiks (z.B. starkes Blinzeln, Stottern, nervöse Beinbewegungen)

☐   es fällt auffällig oft

☐   es näßt immer noch – wieder ein

☐   es hat eine kurze Aufmerksamkeitsspanne

☐   es ist schnell frustriert

☐   es hat ungewöhnliche Angst – am Tag – in der Nacht- wenn es allein ist

☐   es schaukelt seinen Kopf – seinen ganzen Körper häufig

☐   es hat Schwierigkeiten, neue Aufgaben zu erledigen (Werfen, Hüpfen, Schreiben, Fahrradfahren usw.)

Kommentar: ....

....

....

....

....

....

Sprache

1. Haben Sie den Eindruck, daß Ihr Kind
    versteht, was man ihm sagt?   ❏ ja   ❏ nein

2. Gab es Zeiten, in denen Ihr Kind plötzlich
    nicht mehr sprach?   ❏ ja   ❏ nein

3. Spricht Ihr Kind manchmal Sätze, die es
    gehört hat, nach, die aber nicht in den
    Zusammenhang oder die Situation passen?   ❏ ja   ❏ nein

4. Bildet Ihr Kind eigene Wortschöpfungen
    oder eine eigene Sprache?   ❏ ja   ❏ nein

Kommentar: ....

....

....

....

....

....

....

....

....

1. Reagiert Ihr Kind verschreckt oder
   abwehrend auf unerwartete oder
   laute Geräusche?   ☐ ja   ☐ nein

2. Fühlt Ihr Kind sich abgelenkt,
   wenn (viele) andere Geräusche
   es umgeben?   ☐ ja   ☐ nein

3. Haben Sie den Eindruck (festgestellt),
   daß es einige Geräusche nicht hört?   ☐ ja   ☐ nein

4. Kann es sicher die Richtung, aus der
   Geräusche kommen, bestimmen?   ☐ ja   ☐ nein

5. Fühlt es sich durch fremde Geräusche
   angezogen?   ☐ ja   ☐ nein

6. Macht Ihr Kind selber laute Geräusche?   ☐ ja   ☐ nein

7. Erscheint Ihnen Ihr Kind schwerhörig?   ☐ ja   ☐ nein

   (Woraus schließen Sie das?) ....

   ....

   ....

   ....

8. Hört Ihr Kind gerne Musik?   ☐ ja   ☐ nein

9. Wurde bei Ihrem Kind eine Schwer-
   hörigkeit diagnostiziert?   ☐ ja   ☐ nein

10. Wächst Ihr Kind mehrsprachig auf? ☐ ja ☐ nein

    Welche Sprache wird überwiegend gesprochen? ....

    ....

Kommentar: ....

....

....

....

....

Sensorische Anamnese (olfaktorisch/gustatorisch):

1. Haben sie den Eindruck, Ihr Kind kann
   den Geschmack verschiedener Nahrung
   unterscheiden? ☐ ja ☐ nein

2. Kaut Ihr Kind häufig auf nicht eßbaren
   Gegenständen? ☐ ja ☐ nein

3. Bevorzugt Ihr Kind bestimmte
   ungewöhnliche Nahrung? ☐ ja ☐ nein

4. Lehnt Ihr Kind Nahrung von bestimmter
   Beschaffenheit ab? (wenn die Nahrung zu
   weich, zu hart, zu flüssig etc. ist) ☐ ja ☐ nein

51

5. Erforscht es Nahrung oder Gegenstände
   häufig dadurch, daß es sie „beschnüffelt"?   ❑ ja   ❑ nein

6. Haben Sie den Eindruck, daß
   Ihr Kind Gerüche unterscheiden
   kann?   ❑ ja   ❑ nein

7. Reagiert es auf Gerüche ablehnend?   ❑ ja   ❑ nein

8. Scheint es unangenehme Gerüche
   gar nicht wahrzunehmen?   ❑ ja   ❑ nein

9. Ist Ihr Kind häufig verstopft?   ❑ ja   ❑ nein

10. Hat/hatte Ihr Kind Schwierigkeiten beim Trockenwerden?

    ❑   beim Stuhlgang

    ❑   beim Wasserlassen

    ❑   bei beidem

Kommentar: ....

....

....

....

....

....

....

Sensorische Anamnese (visuell):

1. Schreibt Ihr Kind Buchstaben
   spiegelverkehrt? ☐ ja ☐ nein

2. Fühlt Ihr Kind sich im Dunkeln wohler? ☐ ja ☐ nein

3. Hält Ihr Kind Dinge, die es betrachtet,
   dicht vor die Augen und/oder schaut es
   fortwährend auf sie?

4. Hat Ihr Kind Schwierigkeiten, unterschiedliche Formen und Farben zu
   erkennen? (Erklären) ☐ ja ☐ nein

5. Sträubt Ihr Kind sich dagegen,
   die Augen zuzuhalten? ☐ ja ☐ nein

6. Regt es Ihr Kind auf, wenn eine Vielzahl
   von Dingen um es herum sind? ☐ ja ☐ nein

7. Schielt Ihr Kind häufig (auch nur mit
   einem Auge)? ☐ ja ☐ nein

8. Hat Ihr Kind Schwierigkeiten, sich weit
   entfernte Dinge zu betrachten? ☐ ja ☐ nein

9. Hat Ihr Kind Schwierigkeiten, Dinge zu
   betrachten, die nahe vor ihm sind? ☐ ja ☐ nein

Kommentar: ....

....

....

....

Sensorische Anamnese (taktil):

1. Vermeidet Ihr Kind mit Dingen zu spielen,
   die unsauber erscheinen, wie z.B. Finger-
   gerfarben, Sand, Matsch etc.? ☐ ja ☐ nein

2. Hat Ihr Kind etwas dagegen, das Gesicht
   zu waschen oder es abzutrocknen? ☐ ja ☐ nein

3. Mag Ihr Kind Kleidungsstücke aus bestimmten Materialien
   nicht? (Erklären)

   ....

   ....

   ....

   ....

4. Mag Ihr Kind am ganzen Körper
   oder an bestimmten Körperstellen
   nicht berührt werden? ☐ ja ☐ nein

5. Mag Ihr Kind nicht überraschend
   angefaßt werden? ☐ ja ☐ nein

6. Mag Ihr Kind „geknuddelt" werden? ☐ ja ☐ nein

7. Berührt Ihr Kind lieber Dinge, anstatt
   daß es berührt wird? ☐ ja ☐ nein

8. Benutzt Ihr Kind seine Hände
   nur über kurze Zeit? ☐ ja ☐ nein

9. Schlägt oder schlug Ihr Kind gegen
   seinen eigenen Kopf mit Absicht?   ☐ ja   ☐ nein

10. Kneift, beißt oder tut sich Ihr Kind auf
    andere Weise selbst weh?   ☐ ja   ☐ nein

11. Kneift, beißt oder tut Ihr Kind anderen
    auf andere Weise weh?   ☐ ja   ☐ nein

12. Untersucht Ihr Kind Dinge, indem es sie
    in den Mund steckt?   ☐ ja   ☐ nein

13. Scheint Ihr Kind Schmerzen weniger als
    andere zu spüren?   ☐ ja   ☐ nein

14. Scheint Ihr Kind Schmerzen stärker als
    andere zu spüren?   ☐ ja   ☐ nein

15. Zieht Ihr Kind sich von anderen Kindern
    zurück?   ☐ ja   ☐ nein

16. Schubst oder schlägt Ihr Kind andere
    Kinder relativ oft?   ☐ ja   ☐ nein

Kommentar: ....

....

....

....

....

Sensorische Anamnese (propriozeptiv):

1. Hält Ihr Kind seine Hände in
   ungewöhnlichen Stellungen?   ☐ ja   ☐ nein

2. Hält Ihr Kind seinen Körper häufiger in
   eigenartigen Stellungen?   ☐ ja   ☐ nein

3. Kann Ihr Kind abgestimmte Bewegungen,
   wie Knöpfe zuknöpfen, Schleifen binden,
   Stifte halten, gut ausführen?   ☐ ja   ☐ nein

4. Geht Ihr Kind oder ging es überwiegend
   auf Zehenspitzen?   ☐ ja   ☐ nein

5. Ist Ihr Kind gekrabbelt, bevor es zu laufen begann?

   ☐ wenig,

   ☐ viel,

   ☐ nur gerobbt,

   andere Fortbewegungsart ....

6. Kriecht Ihr Kind lieber auf dem Bauch, als
   auf seinen Händen und Knien zu krabbeln?   ☐ ja   ☐ nein

Kommentar: ....

....

....

....

....

Sensorische Anamnese (vestibulär):

1. Schaukelt Ihr Kind mit seinem Kopf
   oder Körper, wenn es sitzt?   ☐ ja   ☐ nein

2. Hüpft Ihr Kind sehr viel?   ☐ ja   ☐ nein

3. Mag Ihr Kind gerne durch die Luft
   gewirbelt werden?   ☐ ja   ☐ nein

4. Kann Ihr Kind gut balancieren?
   (Kann es gut Balance halten?)   ☐ ja   ☐ nein

5. Scheint Ihr Kind vor engen oder weiten Räumen Angst zu
   haben? (z.B. auch Treppen hoch- oder runtergehen, durch
   schmale enge Räume gehen, durch Röhren
   kriechen oder eine Schaukel benutzen)?   ☐ ja   ☐ nein

6. Mag Ihr Kind Spielgeräte, die sich bewegen?   ☐ ja   ☐ nein

7. Dreht und wirbelt Ihr Kind sich mehr als
   andere Kinder herum?   ☐ ja   ☐ nein

8. Wird ihm im Auto übel oder schwindelig?   ☐ ja   ☐ nein

9. Mag oder mochte Ihr Kind hin- und
   hergewiegt werden?   ☐ ja   ☐ nein

10. Mag Ihr Kind lieber im Hause und nicht mit
    anderen Kindern auf dem Spielplatz spielen? ☐ ja   ☐ nein

Kommentar: ....

....

....

....

Sensorische Anamnese (motorisch)

1. Kann Ihr Kind auf einem Bein stehen? ☐ ja ☐ nein

2. Kann Ihr Kind Springseil springen? ☐ ja ☐ nein

3. Kann Ihr Kind mit beiden Füßen
   zusammen springen? ☐ ja ☐ nein

4. Kann Ihr Kind ein Dreirad fahren? ☐ ja ☐ nein

5. Kann Ihr Kind auf einem Fahrrad mit und
   ohne Stützräder fahren? ☐ ja ☐ nein

6. Kann Ihr Kind sich selbst Schwung auf
   der Schaukel geben? ☐ ja ☐ nein

7. Kann Ihr Kind einen Ball treffen und
   wegschießen? ☐ ja ☐ nein

8. Kann Ihr Kind einen Ball fangen? ☐ ja ☐ nein

9. Hat Ihr Kind Schwierigkeiten beim:

   ☐ Zerreißen von Papier

   ☐ Schneiden mit der Schere

   ☐ Umgang mit kleinen Spielsachen

   ☐ Erlernen des Haltens eines Buntstiftes

   ☐ Umgang mit Spielgeräten auf dem Spielplatz

10. Hat Ihr Kind häufiger den Mund offen? ☐ ja ☐ nein

Kommentar: ....

....

....

Soziale Anpassung

1. Fällt es Ihrem Kind schwer, gleichaltrige
   Freunde zu finden? (Vermutlicher Grund)   ☐ ja   ☐ nein

2. Spielt Ihr Kind lieber mit älteren
   Spielkameraden?   ☐ ja   ☐ nein

3. Fühlt Ihr Kind sich in der Umgebung von
   jüngeren Kindern wohler?   ☐ ja   ☐ nein

4. Zeigt Ihr Kind häufig Gefühle der
   Enttäuschung und des Versagens?   ☐ ja   ☐ nein

5. Spielt Ihr Kind altersgemäß und sinn-
   gerecht mit Spielzeug?   ☐ ja   ☐ nein

Kommentar: ....

....

....

....

Schulleistungen:

1. Muß Ihr Kind seinen Kopf in seine Hand
   stützen während des Lesens und
   Schreibens am Schreibtisch?   ☐ ja   ☐ nein

2. Ist oder war Ihr Kind unsicher, ob es die
   linke oder rechte Hand nehmen soll, wenn
   es Tätigkeiten ausführt?   ☐ ja   ☐ nein

3. Kann Ihr Kind sicher links und rechts
   bestimmen?   ❑ ja   ❑ nein

4. Verdreht Ihr Kind Buchstaben oder Zahlen
   beim Schreiben?   ❑ ja   ❑ nein

5. Liest Ihr Kind Wörter rückwärts?   ❑ ja   ❑ nein

6. Findet Ihr Kind praktische Unterrichts-
   fächer schwerer als theoretische?   ❑ ja   ❑ nein

7. Hat Ihr Kind Lernprobleme, und welche
   Umgebung schafft es sich beim Lernen
   (ruhiger Raum, Musik oder Fernsehen im
   Hintergrund, mit Geschwistern zusammen
   in einem Zimmer etc.)   ❑ ja   ❑ nein

Kommentar: ....

....

....

....

....

6.3 Diagnostische Erhebung in der Beobachtung

Name des Kindes: ....

Wahrnehmungsförderung mit Kindern

Diagnostische Erhebung

I. Wahrnehmung der eigenen Körperfunktion

Materialwahrnehmung

Das Kind kann

- seine Körperteile erkennen und benennen   1 2 3 4 5 6 7 8 9 10

- ihre Bewegung bewußt wahrnehmen   1 2 3 4 5 6 7 8 9 10

- steuern und koordinieren   1 2 3 4 5 6 7 8 9 10

- taktilen und kinästhetischen Druck und
  Materialbeschaffenheit erkennen   1 2 3 4 5 6 7 8 9 10

- Körperzonen isoliert wahrnehmen   1 2 3 4 5 6 7 8 9 10

- seine Lage im Raum bewußt verändern   1 2 3 4 5 6 7 8 9 10

- sich nach Musik entspannen   1 2 3 4 5 6 7 8 9 10

II. Körperschema

Das Kind kann

- seine Körperteile benennen   1 2 3 4 5 6 7 8 9 10

- Körperempfindungen -angenehme/unan-
  genehme- den Körperzonen zuordnen   1 2 3 4 5 6 7 8 9 10

- seinen Körper beherrschen   1 2 3 4 5 6 7 8 9 10

„1" = gar nicht / „10" = sehr gut – bitte Ziffer einkreisen, die am ehesten entspricht

– die Körperspannung halten   1 2 3 4 5 6 7 8 9 10

– nach schnellen Drehungen sich im
   Raum orientieren   1 2 3 4 5 6 7 8 9 10

– seine Position/Körperlage im Raum
   verändern   1 2 3 4 5 6 7 8 9 10

– sich an einem Vorbild sehend/tastend
   orientieren und die Körperstellung
   nachahmen   1 2 3 4 5 6 7 8 9 10

– einen Gegenstand in einer bestimmten
   Raumlage postieren   1 2 3 4 5 6 7 8 9 10

– Präpositionen richtig nachturnen   1 2 3 4 5 6 7 8 9 10

– kreativ mit einem Tuch umgehen   1 2 3 4 5 6 7 8 9 10

– seine Bewegung einem Rhythmus
   anpassen   1 2 3 4 5 6 7 8 9 10

III. Akustische Wahrnehmung

Das Kind kann

– verschiedene Arten von Klängen unter-
   scheiden und voneinander abgrenzen   1 2 3 4 5 6 7 8 9 10

– die Richtung der Tonquelle erkennen   1 2 3 4 5 6 7 8 9 10

___

„1" = gar nicht / „10" = sehr gut – bitte Ziffer einkreisen, die am ehesten entspricht

– einem Ton nachgehen   1 2 3 4 5 6 7 8 9 10

– die Entfernung einer Tonquelle abschätzen   1 2 3 4 5 6 7 8 9 10

– mit der eigenen Stimme spielen und
  verschiedene Laute erzeugen   1 2 3 4 5 6 7 8 9 10

– Sprache kontrolliert einsetzen   1 2 3 4 5 6 7 8 9 10

– sein Gedächtnis und seine Merkfähigkeit
  trainieren   1 2 3 4 5 6 7 8 9 10

– sich partnerschaftlich verhalten   1 2 3 4 5 6 7 8 9 10

– Rücksicht nehmen   1 2 3 4 5 6 7 8 9 10

– gemeinsam eine Handlung ausführen   1 2 3 4 5 6 7 8 9 10

– geschickt taktisch handeln   1 2 3 4 5 6 7 8 9 10

– seine Phantasie und Kreativität anregen
  und ausspielen   1 2 3 4 5 6 7 8 9 10

IV. Zeitwahrnehmung

Das Kind kann

– einen vorgegebenen Rhythmus heraus-
  hören und nachschlagen   1 2 3 4 5 6 7 8 9 10

– auf Musik in Form eines Frage-
  Antwort-Spieles reagieren   1 2 3 4 5 6 7 8 9 10

„1" = gar nicht / „10" = sehr gut – bitte Ziffer einkreisen, die am ehesten entspricht

– einen Rhythmus nach Tempo, Lautstärke
  und Tonhöhe variieren   1 2 3 4 5 6 7 8 9 10

– sich nach Musik bewegen – am Ort und
  im Raum   1 2 3 4 5 6 7 8 9 10

– ein Gerät entsprechend der vorgegebenen Musik bewegen   1 2 3 4 5 6 7 8 9 10

– sich über Musik entspannen und ausruhen   1 2 3 4 5 6 7 8 9 10

V. Raumwahrnehmung

Symbole und Zeichen

Das Kind kann

– den Raum über verschiedene Fort-
  bewegungsarten erfassen und erfahren   1 2 3 4 5 6 7 8 9 10

– erkennt, daß eine gleiche Menge unterschiedlich viel Raum ausfüllen kann   1 2 3 4 5 6 7 8 9 10

– die Weite und Größe des Raumes über
  Wurfgegenstände optisch und akustisch
  erfahren   1 2 3 4 5 6 7 8 9 10

– den Raum kognitiv nachvollziehen und
  ihn verbal beschreiben   1 2 3 4 5 6 7 8 9 10

– den Raumweg in der Zeitdimensionalität
  erfassen und in eine Zeichnung umsetzen   1 2 3 4 5 6 7 8 9 10

„1" = gar nicht / „10" = sehr gut – bitte Ziffer einkreisen, die am ehesten entspricht

– sich konzentrieren   1 2 3 4 5 6 7 8 9 10

– Erfahrungen kognitiv erfassen und
   sie verbalisieren   1 2 3 4 5 6 7 8 9 10

VI. Farbwahrnehmung

Das Kind kann

– die Grundfarben erkennen und benennen   1 2 3 4 5 6 7 8 9 10

– Farben und Materialien sortieren bzw.
   zuordnen   1 2 3 4 5 6 7 8 9 10

– Farben im Raum herausfinden
   und benennen   1 2 3 4 5 6 7 8 9 10

– Farben in der Kleidung wiederfinden   1 2 3 4 5 6 7 8 9 10

– selbst mit Farben malen   1 2 3 4 5 6 7 8 9 10

– mit einer Farbe eine Handlung verbinden   1 2 3 4 5 6 7 8 9 10

VII. Wahrnehmung der koordinierten Bewegung

Das Kind kann

– Geräuschmöglichkeiten mit einem Ballon
   herausfinden   1 2 3 4 5 6 7 8 9 10

– kreativ mit dem Ballon umgehen   1 2 3 4 5 6 7 8 9 10

„1" = gar nicht / „10" = sehr gut – bitte Ziffer einkreisen, die am ehesten entspricht

- phantasievoll den Ballon in eine Spiel-
  handlung einbauen

  1 2 3 4 5 6 7 8 9 10

- mit seinem Körper umgehen und ihn beherrschen lernen:

  - kontrollieren, zielen, treffen

    1 2 3 4 5 6 7 8 9 10

  - Bewegungsabläufe vorwegnehmen,
    sich auf einen Bewegungsablauf
    einstellen

    1 2 3 4 5 6 7 8 9 10

  - Bewegungen in verschiedenen Raum-
    lagen kontrolliert ausführen

    1 2 3 4 5 6 7 8 9 10

- Hilfsmittel zum Schlagen des Ballons
  kontrolliert einsetzen

  1 2 3 4 5 6 7 8 9 10

- sich auf eine Bewegung konzentrieren

  1 2 3 4 5 6 7 8 9 10

- sich auf einen Partner einstellen

  1 2 3 4 5 6 7 8 9 10

- gemeinsam spielen

  1 2 3 4 5 6 7 8 9 10

- Regeln einhalten

  1 2 3 4 5 6 7 8 9 10

VIII. Sozialverhalten

Das Kind kann

- mit anderen verbal und nonverbal in
  Kontakt treten

  1 2 3 4 5 6 7 8 9 10

- auf Signale reagieren

  1 2 3 4 5 6 7 8 9 10

„1" = gar nicht / „10" = sehr gut – bitte Ziffer einkreisen, die am ehesten entspricht

– Namen behalten und den Personen
zuordnen   1 2 3 4 5 6 7 8 9 10

– einem Partner zu verstehen geben,
daß es ihn mag   1 2 3 4 5 6 7 8 9 10

– Vertrauen in einen Partner/Gruppe haben   1 2 3 4 5 6 7 8 9 10

– Mimik und Gestik in der Verständigung
stark einsetzen   1 2 3 4 5 6 7 8 9 10

– eine Aufgabe gemeinsam partner-
schaftlich lösen   1 2 3 4 5 6 7 8 9 10

– deutlich, langsam und verständlich
sprechen   1 2 3 4 5 6 7 8 9 10

IX. Wahrnehmung der veränderten Situation

Das Kind kann

– sich auf dem Air-Tramp allein, mit einem
Partner und in der Gruppe koordiniert
und sicher bewegen   1 2 3 4 5 6 7 8 9 10

– vielfältige Fortbewegungsmöglichkeiten
auf den Geräten erfinden und ausprobieren   1 2 3 4 5 6 7 8 9 10

– selbständig Lösungsmöglichkeiten für
den Auf- und Abgang am Gerät finden
und probieren   1 2 3 4 5 6 7 8 9 10

„1" = gar nicht / „10" = sehr gut – bitte Ziffer einkreisen, die am ehesten entspricht

– den Druck und Widerstand des
   Air-Tramps erfahren   1 2 3 4 5 6 7 8 9 10

– spüren, wo auf dem Gerät Bewegung
   ausgelöst wird   1 2 3 4 5 6 7 8 9 10

– auf die Geräusche hören, sie unterscheiden und assoziieren   1 2 3 4 5 6 7 8 9 10

– sich auf dem Gerät entspannen   1 2 3 4 5 6 7 8 9 10

– auf den Partner und die Gruppe
   Rücksicht nehmen   1 2 3 4 5 6 7 8 9 10

– gemeinsam an Geräten spielen.   1 2 3 4 5 6 7 8 9 10

„1" = gar nicht / „10" = sehr gut – bitte Ziffer einkreisen, die am ehesten entspricht

6.4 Spannungsfeld der Aktivitäten und Befindlichkeiten

Name des Kindes: ....

Dieser Bogen dient der Einschätzung von Spannungszuständen und Befindlichkeiten. Es wird von einem Maximalwert = 180 und einem Minimalwert = 0 ausgegangen. Der „Normalbereich" – gleich optimaler Aktivitätslevel – liegt bei 90. Die Ausrichtung auf den optimalen Aktivitätslevel qualifiziert die 90 nicht als ausschließlichen Optimalzustand, sondern ist ein Durchschnittswert, der nicht bei jeder Verhaltensaktivität anzustreben ist. Vielmehr ist die Gesamtbreite der Aktivitätszustände in quantitativer und qualitativer Form persönlichkeitsimmanent.

Werte-skala	Aktivitätslevel	Emotionale Äußerung
180	außer Kontrolle / rasend	Kampfgefühl / Fluchtgefühl
160	überdreht	wütend / aggressiv
	absolute Hochstimmung	ausgelassen undifferenziert
140	aktionistisch	ungerichteter Tatendrang angriffslustig
130	oberster Level optimaler Leistungsfähigkeit	aufgeregt
	Spiel- und Sportaktivität	angeregt körperliches Wohlbefinden
120		
100		Risikobereitschaft
90	Optimaler Aktivitätslevel zur Aufmerksamkeit für Neues, optimale Denk- und Lernbereitschaft	ausgeglichen zufrieden
70	Gespräch	behaglich
50	sitzende Tätigkeit	entspannt
30	ruhige Tätigkeit	gefühlsoffen
20	antriebsschwach desorganisiert schwer motivierbar	gelangweilt ärgerlich traurig
10	antriebslos / schläfrig	faul / weinerlich
0	eingeschlafen	

70

7. Therapeutische Maßnahmen

Zur Wahrnehmungsförderung ist es notwendig, auf die individuellen Defizite des Kindes einzugehen. Je nach spezifischer Störung müssen die dafür geeigneten Angebote zusammengestellt werden. Hier zeigen wir einige Beispiele der Übungsgestaltung. Zu unterschiedlichen Wahrnehmungsdefiziten sind Angebote erstellt worden, die erweitert und modifiziert werden können. Die in diesem Zusammenhang angegebenen Therapiezeiten sind nur Richtwerte, die individuell verändert werden sollten.

Ergänzend zu den Einzelmaßnahmen sind zwei Beispiele für Angebote zu einem Themenbereich – hier Circus und Safari – ausgearbeitet worden. Es bietet sich bei Kindern an, Themenbereiche zu erstellen, da dann die Motivation und Einsatzfreude der Kinder sowie die Mitbestimmungsmöglichkeit sehr hoch ist.

Die einzelnen Maßnahmen sollten kombiniert werden und eine möglichst lebensnahe Situation für das Kind schaffen.

Grundsätzlich wäre es vorteilhaft, alle aufgeführten Angebote in den Lebensalltag eines Kindes einzubetten. Wenn sie dennoch hier im Rahmen einer therapeutischen Situation dargestellt werden, so liegt es daran, daß sie schwerpunktmäßig für die Anwendung in einer gezielten Therapie erstellt und ausprobiert wurden. Es wurden Kinder behandelt, die eine einzelne und gezielte Therapie vom behandelnden Arzt verordnet bekommen hatten und bei denen die Eltern sich nicht in der Lage fühlten, selber ausreichende Fördermaßnahmen zu verwirklichen.

Durch nur geringe Abwandlungen kann man grundsätzlich jede Übung als „Hausaufgabe" mit Eltern besprechen, die sie selbst im Kinderzimmer, auf dem Spielplatz oder im Kindertagesheim verwirklichen können. Wohnbedingungen, Geschwisterkinder und Berufstätigkeit stehen aber erfahrungsgemäß häufig einer praktischen Verwirklichung im Wege, so daß eine gezielte Förderung oft nur in der Therapie möglich ist.

7.1 Wahrnehmung der Körperfunktion

7.1.1 Materialwahrnehmung

Zeit	therapeutische Absicht	Organisation/ Material
5 Min.	An einem Männchen auf der Tafel werden die Körperteile vom Therapeuten gezeigt. Das Kind soll die entsprechenden Körperteile an seinem Körper bewegen bzw. zeigen.	Tafel, Kreide
5 Min.	Die Körperteile des Männchens werden nur genannt und das Kind soll sie bewegen bzw. zeigen.	
15 Min.	Das Kind legt sich auf ein großes Stück Papier. Der Therapeut zeichnet seine Umrisse nach. Das Kind soll die Körperstellen zeigen, die genannt werden.	Papier, Filzstift, bunte Stifte
10 Min.	Das Kind bekommt einzelne Körperteile und soll daraus eine Figur zusammensetzen.	Körperteile eines Menschen aus Pappe?
Abschluß	Freie Wahl einer angenehmen kurzen Betätigung.	

7.1.2 Materialwahrnehmung – taktil/kinästhetisch

Zeit	therapeutische Absicht	Organisation/ Material
10 Min.	Das Kind hat die Augen geschlossen. Der Therapeut berührt das Kind mit Watte an: Stirn, Wangen, Kinn, Nase, Augen und Ohren. Man geht über zu Hals, Brust und Schultern. Man geht über zu Händen, Armen, Schultern, zu Brust, Bauch, Becken, Füßen und Beinen. Das Kind benennt die Körperstellen.	Tuch zum Augenverbinden, Watte
8 Min.	dgl. mit weicher Bürste	Bürste
8 Min.	dgl. mit Wolle	Wolle
8 Min.	dgl. mit weichem Sandpapier	Sandpapier
8 Min.	dgl. mit Metall	Metall
10 Min.	Die Materialien werden wechselnd an verschiedenen Körperteilen ausprobiert. Das Kind nennt die Körperteile.	siehe oben

7.2 Wahrnehmung des Körperschemas

7.2.1 Körperschema – Körperempfindung

Zeit	therapeutische Absicht	Organisation/ Material
ca. *20 Min.*	Das Kind hüpft nach Musik frei im Raum herum und stoppt bei Stille. Der Therapeut hüpft mit herum und stoppt, zeigt dem Kind eine Körperstelle, wo er Schmerzen hat oder eine Berührung angenehm ist: Fuß, Bauch, Schulter, Rücken, Nase, Wange etc.. Das Kind soll es nachahmen.	Musik, Rekorder
10 Min.	Der Therapeut dreht sich auf der Stelle und bleibt plötzlich stehen. Das Kind soll sich auch drehen und auf ein akustisches Signal hin stehenbleiben.	Instrument
Abschluß	Freie Wahl	

7.2.2 Körperschema – Raum/Lage

Zeit	therapeutische Absicht	Organisation/ Material
15 Min.	Das Kind hat ein Tuch vor sich auf dem Boden. Die Anweisung des Therapeuten lautet: Auf dem Tuch **stehen/knien/sitzen/liegen** und **vor/hinter/links/rechts/auf/unter** dem Tuch.	Spieltuch/-decke
15 Min.	Das Kind soll alle Dinge im Raum suchen, **auf** die man steigen kann, **hinter** die man gehen kann, **unter** die man kriechen kann, **neben** die man sich stellen kann.	
10 Min.	Das Kind bekommt Spielmaterial, das **auf/neben/vor/hinter/unter/links/rechts/neben** das Tuch gelegt werden soll.	Spielmaterial

7.3 Akustische Wahrnehmung

7.3.1 Akustische Wahrnehmung – Klangunterscheidung

Zeit	therapeutische Absicht	Organisation/ Material
10 Min.	Das Kind hat die Augen verbunden und geht den Klängen von Pauke, Triangel, Knackfrosch, Becken nach. Der Therapeut ändert ständig seine Position im Raum.	Triangel, Pauke, Becken, Knack-frosch
10 Min.	Der Therapeut schlägt das Instrument laut und leise. Das Kind soll bei lauten Tönen den Körper strecken und die Arme heben und bei leisen Tönen in die Hocke gehen und die Arme vor den Knien ver-schränken.	Instrument

15 Min.	Der Therapeut hat zwei Instrumente:
	Pauke: laut = langmachen
	         leise = hinhocken
	Rassel: laut = hinlegen
	         leise = herumgehen
		Pauke, Rassel

7.3.2 Akustische Wahrnehmung – Klangunterschiede

Zeit	therapeutische Absicht	Organisation/ Material
10 Min.	Das Kind steht vor einem Tisch mit unter- schiedlich gefüllten Wassergläsern. Mit einem Holzstäbchen schlägt es gegen die Gläser. Es soll die hohen und die tiefen Töne erkennen und zuordnen.	Wassergläser Tisch Holzstäbchen
10 Min.	Das Kind soll eine Tonreihenfolge bilden und die Gläser entsprechend aufstellen.	
10 Min.	Das Kind soll versuchen, Wassergläser so zu befüllen, daß sie ähnliche Töne erzeugen.	
10 Min.	Das Kind soll versuchen, beidhändig mit Holz- stäbchen eine Melodie auf den Gläsern zu erzeugen. Beidhändig werden immer auf zwei Gläsern Töne erzeugt.	

7.4 Visuelle Wahrnehmung

Zeit	therapeutische Absicht	Organisation/ Material
10 Min.	Der Therapeut legt Teppichstücke unterschiedlicher geometrischer Formen und Größen auf den Boden. Das Kind ordnet gleiche geometrische Formen zueinander.	unterschiedliche geometrische Teppichstücke
10 Min.	Teppichstücke unterschiedlicher geometrischer Formen und Farben liegen auf dem Boden. Das Kind ordnet sie nach Farben zusammen.	verschiedenfarbige geometrische unterschiedliche Teppichstücke
10 Min.	Teppichstücke unterschiedlicher geometrischer Formen werden paarweise auf den Boden gelegt. Das Kind schaut sich diese an, dann werden sie mit einem Tuch abgedeckt, und eine Form wird vom Therapeuten versteckt entfernt. Nachdem das Tuch aufgenommen wurde, soll das Kind das fehlende Teil beschreiben.	dto.
10 Min.	Das Kind steht in der Mitte des Raumes und hat einen Stapel geometrisch unterschiedlicher Teppichstücke in der Hand. Es darf die geometrisch ähnlichen Teppichstücke dorthin werfen, wo es glaubt, verwandte Formen zu sehen (Rechteck zum Tisch, Kreis zu den Bällen, Quadrat zum großen Schaukelbrett usw.)	dto.

7.5 Zeitwahrnehmung

7.5.1 Zeitwahrnehmung – Klang-/Rhythmusunterscheidung

Zeit	therapeutische Absicht	Organisation/ Material
5 Min.	Der Therapeut versucht ein nonverbales Gespräch mit dem Instrument. Das Kind „antwortet" mit seinem Instrument. Dabei intensiven Blickkontakt.	Klanginstrumente
10 Min.	Die Partner gehen nach dem Rhythmus gemeinsam im Raum. Wenn der Rhythmus stoppt, bleiben die Partner stehen.	dto.
5 Min.	Das Kind schlägt den Rhythmus schnell/ langsam und die Partner gehen nach dem Rhythmus.	dto.
10 Min.	Der Therapeut und das Kind halten ein Schwungtuch. Es wird langsam im Rhythmus hin- und herbewegt. Der Rhythmus wechselt und der Schwung wird entsprechend angepaßt.	Schwungtuch

7.5.2 Zeitwahrnehmung – Klang-/Rhythmusunterschiede

Zeit	therapeutische Absicht	Organisation/ Material
5 Min.	Der Therapeut schlägt einen Rhythmus vor, das Kind geht ihn nach.	Klangstäbe/ Tamburin
10 Min.	Das Kind schlägt selber einen gewählten Rhythmus und geht ihn nach.	dto.
5 Min.	Der Therapeut schlägt einen Rhythmus, das Kind schlägt ihn nach und geht ihn nach.	dto.
10 Min.	Der Therapeut schlägt einen einfachen Rhythmus, und das Kind schlägt ihn schneller/langsamer nach.	dto.
5 Min.	Der Therapeut schlägt einen Rhythmus laut/leise, und das Kind schlägt ihn laut/ leise nach.	dto.
10 Min.	Der Therapeut schlägt einen Rhythmus, und das Kind antwortet mit einem lauteren/ leiseren Rhythmus.	dto.

7.6 Raumwahrnehmung

7.6.1 Raumwahrnehmung – Symbole und Zeichen I

Zeit	therapeutische Absicht	Organisation/ Material

20 Min. Das Kind läuft kreuz und quer durch den Raum und die Bewegung wird gewechselt:

- vorwärts gehen/laufen
- rückwärts gehen/laufen
- vorwärts hüpfen
- rückwärts hüpfen
- einbeinig hüpfen
- auf allen Vieren kriechen
- auf dem Bauch liegen und Arme und Beine hoch, dabei schaukeln
- auf dem Rücken liegen und Arme und Beine hoch, dabei schaukeln
- sitzen, Beine anziehen, spreizen und über Kreuz an die Fußknöchel greifen und herumrollen

10 Min. Das Kind sitzt auf dem Boden, auf ein Kommando soll das Kind:

- alle Wände anschlagen
- alle Ecken anschlagen
- alles berühren, was aus Holz, Metall, Gummi, Kunststoff usw. ist.

10 Min. Das Kind legt sich auf den Boden und streckt alle Glieder von sich. Es soll:

- den linken Arm stark auf den Boden drücken
- den rechten Arm stark auf den Boden drücken
- beide Arme stark auf den Boden drücken
- das linke Bein stark auf den Boden drücken

Zeit	therapeutische Absicht	Organisation/ Material
	– das rechte Bein stark auf den Boden drücken – beide Beine stark auf den Boden drücken – den Kopf stark auf den Boden drücken – den linken Arm und das linke Bein stark auf den Boden drücken – den rechten Arm und das rechte Bein stark auf den Boden drücken – den linken Arm und das rechte Bein stark auf den Boden drücken – den rechten Arm und das linke Bein stark auf den Boden drücken – die Arme, die Beine und den Kopf stark auf den Boden drücken.	
2 Min.	Das Kind soll bei ruhiger Musik entspannt auf dem Boden liegen	Musik Rekorder

7.6.2 Raumwahrnehmung – Symbole und Zeichen II

Zeit	therapeutische Absicht	Organisation/ Material
10 Min.	Das Kind steht an der Wand und wirft einen Gegenstand so weit es kann in den Raum. Auf ein Zeichen holt es so schnell wie möglich den Gegenstand zurück.	Säckchen mit Sand Reifen
5 Min.	Es wird auf eine bestimmte Markierung geworfen.	
3 Min.	Es wird ganz weit geworfen.	
3 Min.	Es wird so nah wie möglich geworfen.	
10 Min.	Die Augen werden geschlossen und der Gegenstand weggeworfen. Das Kind geht/ kriecht an die vermutete Stelle und bleibt dort stehen. Anschließende Augenkontrolle.	
10 Min.	Der Therapeut führt das Kind mit verbundenen Augen durch den Raum. Der Raumweg soll klar strukturiert sein. Das Kind öffnet die Augen, geht zum Ausgangspunkt zurück und führt nun den Therapeuten mit geöffneten Augen denselben Weg entlang. Das Kind zeichnet den gegangenen Weg an die Tafel und dann auf ein Blatt Papier. Das Kind bekommt eine Karte und läuft den gezeichneten Weg	

7.7 Farbwahrnehmung

Zeit	therapeutische Absicht	Organisation/ Material
10 Min.	Der Therapeut zeigt dem Kind drei Farb-. tafeln -rot/blau/gelb-, benennt die Farben und betont, daß das die Grundfarben sind. Die Tafeln werden auf den Boden gelegt, und das Kind muß Dinge in den genannten Farben holen und an die richtige Stelle legen. Mehrere gleichfarbige Dinge werden im Raum verteilt, und das Kind muß die farbgleichen einsammeln.	Farbtafeln/ Tücher
15 Min.	Das Kind schneidet aus Buntpapier farbige Luftballons und klebt sie auf ein Papier. Zu den Ballons werden farblich passend die Bänder angemalt.	Buntpapier Stifte Zeichenpapier

8. Angebote zu Themenbereichen

Um die Motivation bei Kindern zu steigern, therapeutische Angebote auszuführen, bietet es sich an, sowohl Oberthemen für die Angebote zu wäh-
len, als auch einfache Gegenstände zur Verkleidung einzubauen. Man ist
erstaunt, wie sehr nur kleine Verkleidungsgegenstände das Kind motivie-
ren, in eine neue Rolle zu schlüpfen. Der einfache Umhang, die kleine
Kappe, der große Orden, die dicken Handschuhe, der breite Gürtel oder
das große Hemd geben dem Kind die Möglichkeit, sich als neue Person
wahrzunehmen. Dadurch wächst das Selbstvertrauen, und das Kind wird
von sich selbst abgelenkt, da es sich mit der Rolle, die es spielt, identifi-
ziert. Defizite werden dadurch weniger stark wahrgenommen und nicht der
eigenen Unzulänglichkeit zugeordnet sondern der Figur, die man gerade
spielt.

Unter intensiver Mitwirkung des Kindes kann der Therapeut seine Angebote unter Oberthemen zusammenstellen. Hier werden am Beispiel der The-
men „Circus" und „Safari" zwei Übungsreihen vorgestellt.

8.1 Circus

Die Artisten

Der Therapeut regt an, daß das Kind als Artist auftritt. Um diese Übung zu
unterstützen, zieht das Kind ein farbiges Unterhemd an und hängt sich für
seinen „Auftritt" einen Umhang um.

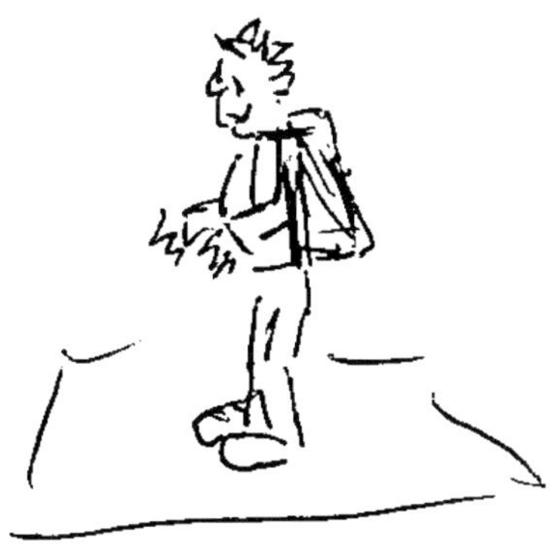

1. Nummer

Das Kind beugt sich bei geschlossenen, durchgestreckten Beinen mit dem Oberkörper soweit hinunter wie es kann. Die Arme werden nach hinten weggestreckt. (Mehrmals wiederholen).

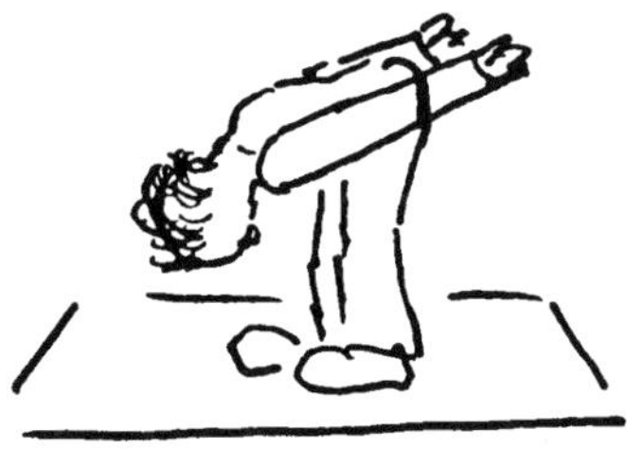

2. Nummer

Das Kind nimmt den Umhang ab und stützt sich auf Knie und Hände. Es nimmt den linken Arm und das rechte Bein hoch. Danach wechselt es und nimmt den rechten Arm und das linke Bein hoch.

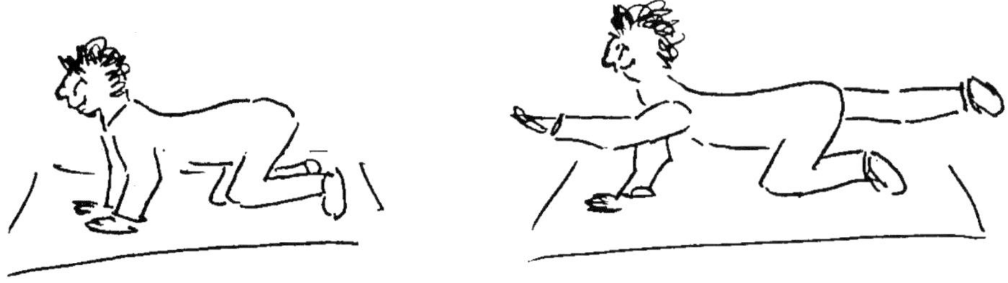

3. Nummer

Das Kind legt sich auf den Bauch und hebt die Beine gestreckt so hoch wie es kann. Dann legt es die Beine ab und hebt die Arme gestreckt so hoch es kann. Das wird im Wechsel mehrmals wiederholt.

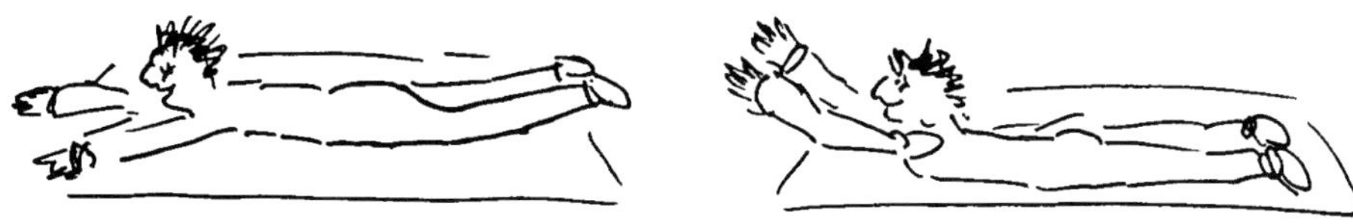

4. Nummer

Das Kind liegt auf dem Rücken und preßt die Beine so stark es kann auf den Boden, so daß das Becken angehoben wird. Die Spannung wird herausgenommen, und das Becken sinkt herab. (Mehrmals wiederholen)

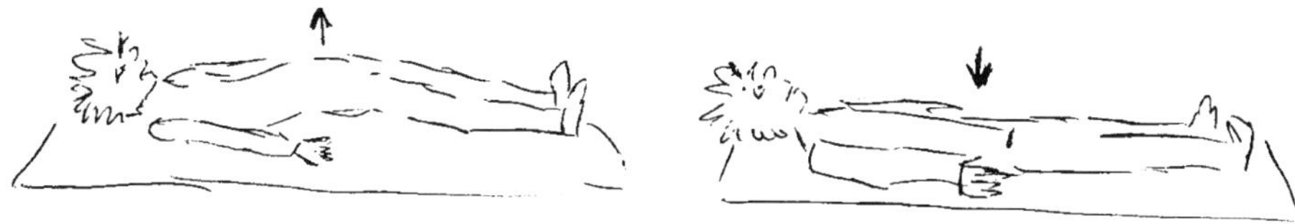

5. Nummer

Das Kind preßt die Arme so stark zu Boden, daß sich der Oberkörper hebt. Die Spannung läßt nach, und der Oberkörper senkt sich wieder. (Mehrmals wiederholen)

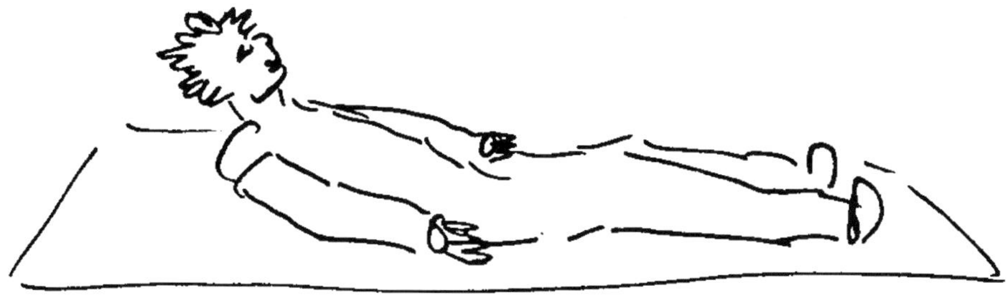

6. Nummer

Das Kind legt sich auf den Rücken und rollt sich zusammen. Es versucht, auf dem runden Rücken hin- und herzuschaukeln.

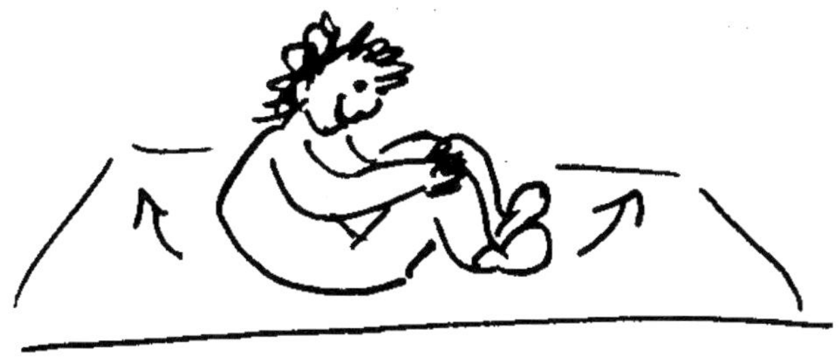

7. Nummer

Das Kind sitzt am Boden, zieht die Beine an und greift mit der linken Hand an das rechte Sprunggelenk und mit der rechten Hand an das linke Sprunggelenk. Es versucht, in dieser Haltung auf der Matte zu rollen.

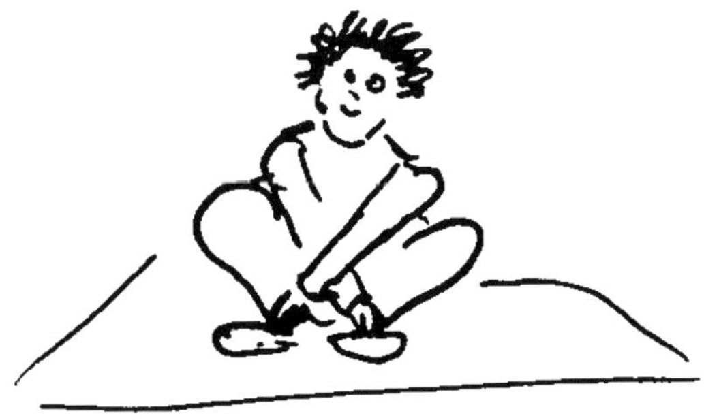

8. Nummer

Vor dem Kind ist ein Parcours aufgebaut, über den es auf allen Vieren hinwegkrabbeln muß.

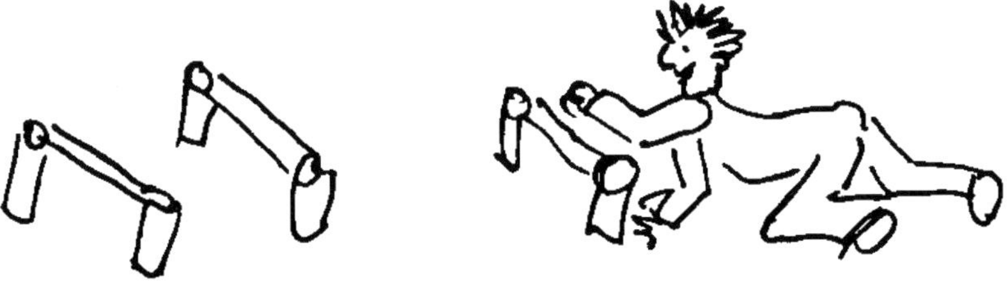

Es krabbelt erst vorwärts, dann rückwärts durch den Parcours.

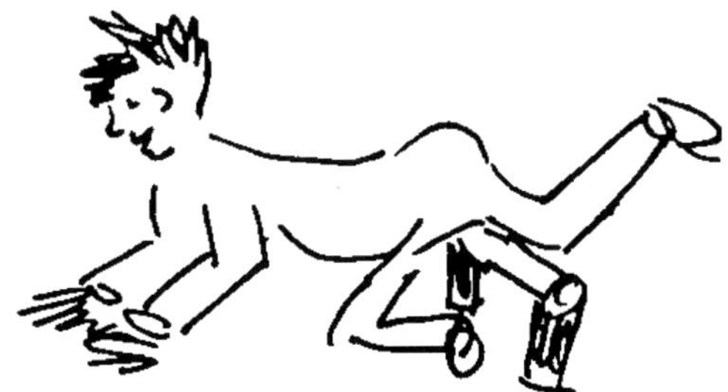

9. Nummer

Das Kind geht auf Karten, die auf dem Boden liegen, durch den Raum. Es
darf nur auf die Karten treten und nicht auf den Boden.

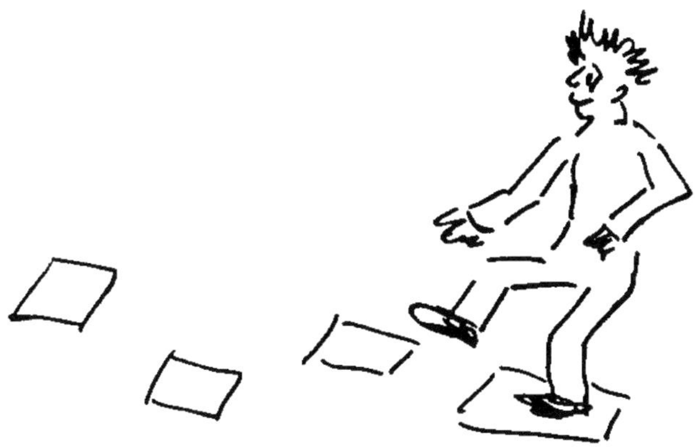

10. Nummer

Es stehen nur vier Karten zur Verfügung, und das Kind muß durch Legen
der Karten durch den Raum gehen. Es darf auf zwei Karten stehen und
muß die anderen zwei Karten so hinlegen, daß es auf diese treten und
weitergehen kann. Die dann freiwerdenden Karten muß es aufheben, erneut vor sich hinlegen, um weiterzugehen.

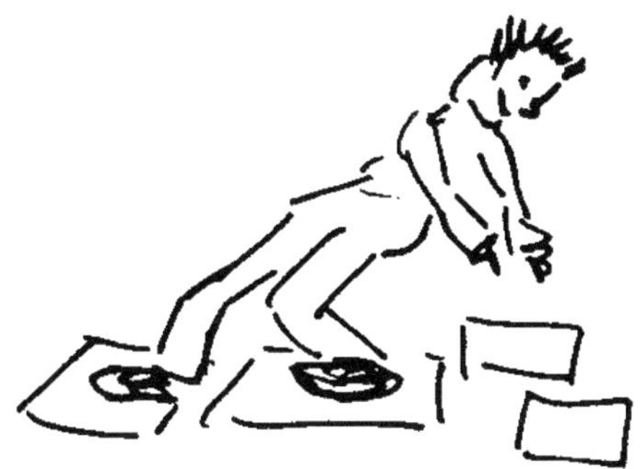

11. Nummer

Das Kind setzt sich in eine Schaukel und macht lange gleichmäßige Schwünge. Danach macht es vorsichtige kurze Schaukelbewegungen.

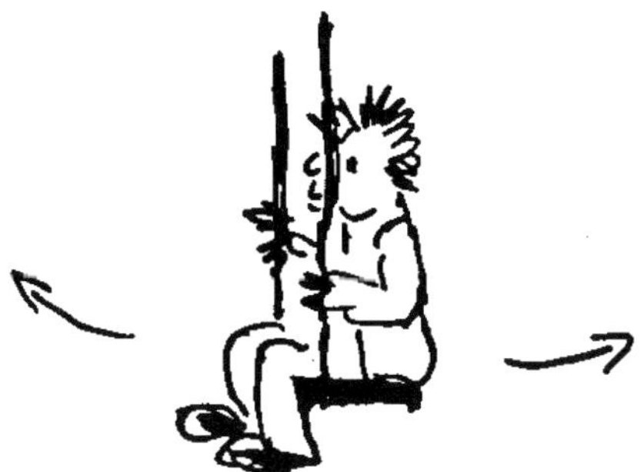

12. Nummer

Das Kind versucht auf der Schaukel, ohne sich festzuhalten, langsam hin- und herzuschaukeln.

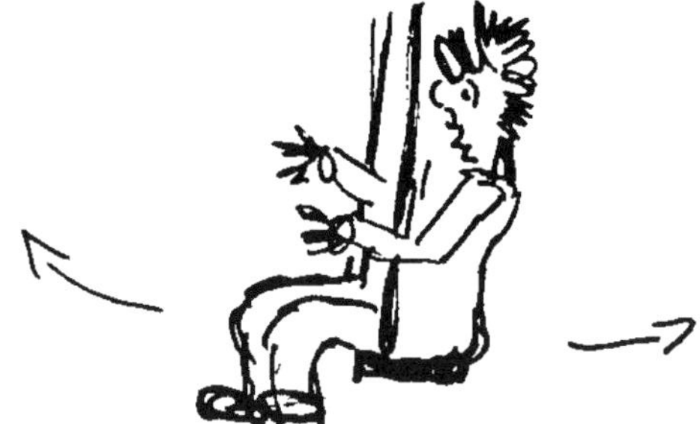

13. Nummer

Auf einem großen Schaukelbrett liegt das Kind auf dem Bauch und streckt die Arme und Beine von sich. Es schaukelt hin und her und schwebt wie ein Flugzeug. Die Schwünge werden unterschiedlich stark ausgeführt.

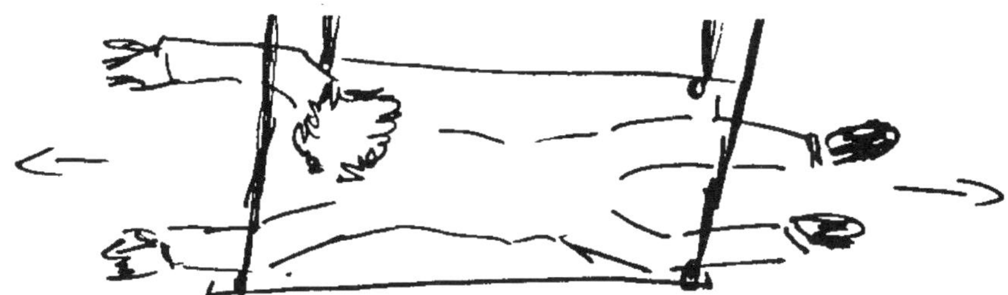

14. Nummer

An einer Strickleiter steigt das Kind hoch und schaukelt mit ihr im Raum
hin und her. Es versucht, weiter hinaufzusteigen.

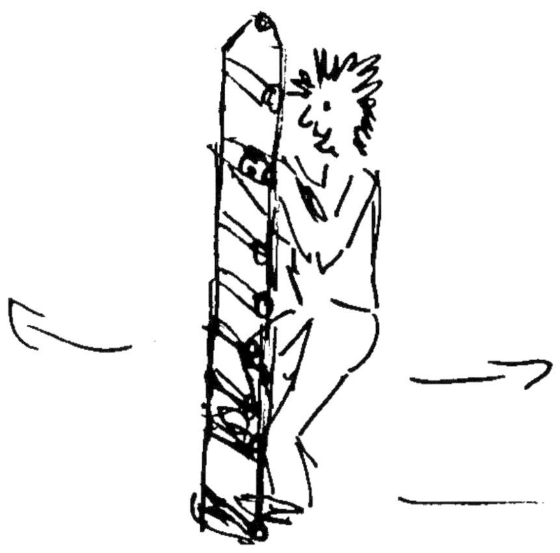

15. Nummer

Auf einem Tisch wird Rasierschaum aufgesprüht, und das Kind wird wech-
selnd mit dem linken und rechten Arm große Kreise in den Schaum „zaubern". Die Steigerung ist das gleichmäßige Kreisen im Rasierschaum mit
beiden Händen durch große Armbewegungen.

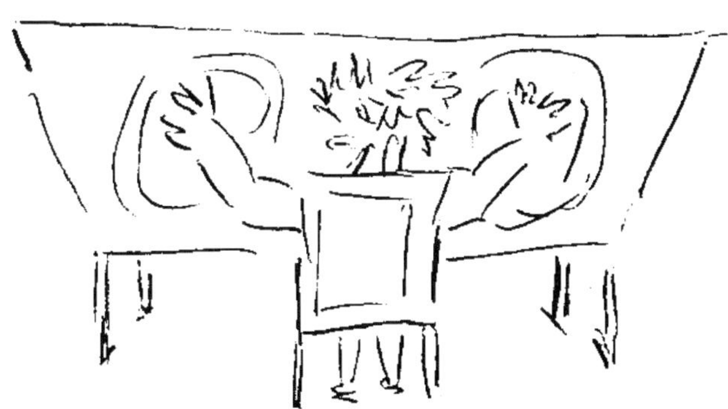

16. Nummer

Das Kind wird eine Sonnenblume „zaubern". Dazu malt es sich eine Hand
mit gelber Fingerfarbe an und drückt die Hand auf einen Bogen Papier.
Indem es die Handabdrücke kreisförmig aneinanderreiht, entsteht die Son-
nenblumenblüte. Anschließend wird der Stiel mit grüner Fingerfarbe hinzu-
gemalt. (Diese Übung kann mehrmals wiederholt werden unter besonderer
Betonung einer speziellen Hand).

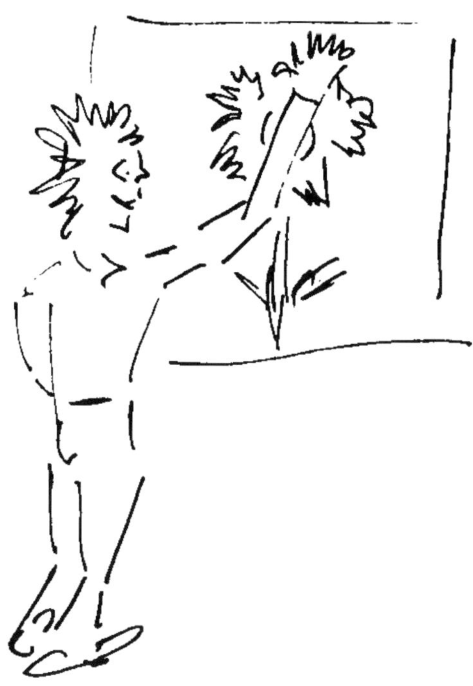

8.2 Safari

Hier stellen wir das Beispiel einer themenbezogenen Angebotseinheit zum Thema „Safari" vor. Dieses Thema bietet sich besonders gut an, da es viele Möglichkeiten gibt, Aktivitäten ruhiger und dynamischer Art zu verbinden. Ohne daß dem Kind das einzelne Angebot als therapeutisches Mittel bewußt wird, kann es spielerisch seine Wahrnehmung schulen.

Einstieg:

Mit dem Kind wird besprochen, daß der Übungsraum jetzt ein afrikanischer Busch ist. Um durch diesen Busch hindurchzukommen, müssen viele Hindernisse überwunden werden. Einige müssen sehr vorsichtig, andere sehr schnell genommen werden. Zwischendurch warten Aufgaben auf das Kind, deren Erfüllung ihm helfen, besser voranzukommen.

1. Aufgabe: „Mutgesang"

Um durch den „Busch" zu kommen, lernen wir einen kurzen Reim, der auf der Tour Mut machen soll:

„Wir machen eine Löwenjagd, wir woll'n den Löwen fangen."

Ich bin stark (das Kind beugt den rechten Arm und spannt den Bizeps an),

ich habe keine Angst (das Kind beugt den linken Arm und spannt den Bizeps an),

ich kann nicht links vorbeigehen (das Kind zeigt mit dem linken Arm in die linke Richtung),

ich kann nicht rechts vorbeigehen (das Kind zeigt mit dem rechten Arm in die rechte Richtung),

ich kann nicht drüberweggehen (das Kind zeigt mit beiden Armen nach oben),

ich kann nicht untendurchgehen (das Kind geht in die Knie und zeigt mit beiden Armen nach unten),

ich muß mittendurchgehen (das Kind zeigt mit beiden Armen geradeaus)."

2. Aufgabe: „Flußüberquerung"

Das Kind steht vor einem fiktiven Fluß und kann diesen nur überqueren, wenn es auf „Steine" tritt, die im Fluß liegen. Hierfür sind Rechtecke aus Teppichresten ausgeschnitten worden, auf denen das Kind durch den Raum geht. Zum Ende der Übung werden dem Kind nur 4 „Steine" gegeben, die es jeweils vor sich legen muß bzw. wieder aufnehmen muß, um durch den Fluß zu kommen.

3. Aufgabe: „Schluchtsprung"

Im Raum hängt ein Seil mit Knoten im Abstand von ca. 30 cm. Das Kind soll eine fiktive Schlucht überqueren, indem es sich an das Seil hängt, hin- und herschwingt und sich in einen großen, mit Schaumstoffresten gefüllten Sack fallen läßt. (Diese Übung kann mehrmals wiederholt werden.)

4. Aufgabe: „Höhlendurchquerung"

Vom Schaumstoffsack aus krabbelt das Kind am Boden weiter durch den Raum. Hier ist ein Kriechtunnel aufgebaut, durch den das Kind hindurchkriechen muß. Diese „Höhle" kann das Kind mehrmals durchkriechen.

5. Aufgabe: „Mauersprung" bzw. „Mauerzerstörung"

Mit Schaumstoffböcken wird eine Mauer aufgebaut. Das Kind sitzt auf einem Schaukelbrett und schwingt hin und her. Es soll versuchen, die „Mauer" vor ihm mit einem Stock zu treffen und zu zerstören. Die „Mauer" wird wieder aufgebaut, und das Kind soll im Schaukeln versuchen, die „Mauer" erneut zu treffen. Diese Übung wird mehrmals wiederholt, indem das Kind den Stock abwechselnd in die linke und rechte Hand nimmt. Zur Steigerung der Übung wird das Kind, statt des Stockes, mit einem Ball während des Schaukelns auf die Mauer werfen. Es werden im Laufe der Übung immer kleinere Bälle verwendet.

6. Aufgabe: „Elefantenreiten"

Das Kind sitzt auf einem Schaukelbrett und spielt, es würde auf einem Elefanten reiten, der sich hin- und herbewegt. Es können verschiedene Schaukelbretter mit unterschiedlich starker Wippbewegung verwendet werden.

7. Aufgabe: „Steppengras"

Das Kind kriecht durch einen Parcours, so als wolle es Steppengras durchqueren, ohne daß es gesehen wird. Hierfür werden Stangen auf Halter in einer Höhe von ca. 35 cm gelegt, unter denen das Kind durchkriechen kann.

8. Aufgabe: „Vogelflug"

Das Kind steigt mit den Armen und Beinen in je eine Gummischlaufe, die an Bändern im Schaukelgestell hängen. Jetzt hängt es geradezu frei im Raum und schwingt hin und her. Es ahmt einen Vogelflug nach, um den „Busch" besser zu überblicken.

9. Aufgabe: „Sumpfgebiet"

Auf einem großen mit Schaumstoff gefüllten Sack (ca. 2 m x 2 m) wälzt sich das Kind hin und her. Es scheint in eine „Sumpflandschaft" geraten zu sein und muß sich hier krabbelnd und hin- und herwälzend „durcharbeiten". Der Sack kann mit unterschiedlich weichem und unterschiedlich geformtem Schaumstoff gefüllt sein.

10. Aufgabe: „Flußfahrt"

Auf das Schaukelbrett wird ein großer Autoreifenschlauch gelegt, in den sich das Kind hineinsetzt. Es wird jetzt eine „Flußfahrt" machen, in dem die Schaukel hin- und hergeschwungen wird. Man kann dem Kind einen Stock als Paddel in die Hand geben, um Paddelbewegungen beim Pendeln durchzuführen.

11. Aufgabe: „Buschtrommeln"

Das Kind setzt sich mit einer Trommel auf den Schaumstoffsack. Der Therapeut steht in einer Ecke des Raumes und schlägt ebenfalls eine Trommel. Hieraus soll sich ein „Trommelgespräch" entwickeln. Diese Übung kann man auch mit anderen bzw. mehreren Musikinstrumenten durchführen.

12. Aufgabe: „Fernglas"

Das Kind sitzt auf der Erde und soll ein Fernglas herstellen, um den Busch besser beobachten zu können. Hierzu werden zwei Papprollen, Klebstoff und ein Bindfaden bereitgelegt. Die Rollen werden aneinandergeklebt und der Faden wird durch zwei Enden der Papprollen gezogen, so daß man sich das Fernglas umhängen kann. Das Fernglas kann anschließend mit feinen Papierschnipseln beklebt werden.

13. Aufgabe: „Affenhaus"

Das Kind soll einen Buschaffen spielen, der sich hüpfend, schwingend und laufend in Affenbewegungen durch den Raum bewegt. Hierfür wird das Seil, die Schaukel, der Schaumstoffsack, ein Parcours zum Herüberhüpfen und eine gemütliche Ecke zum Ausruhen aufgebaut.

14. Aufgabe: „Schlangenkraal“

Das Kind soll durch einen „Schlangenkraal“ gehen, hierzu bekommt es Stelzen bzw. Stelzeimer, mit denen es durch den Raum geht, damit die „Schlangen“ es nicht beißen können. Auch hier kann man einen Parcours aufbauen.

Der anfangs gelernte Reim kann während der Übungen an geeigneter Stelle immer wieder eingesetzt werden, insbesondere, um dem Kind vor etwas Schwierigerem Mut zu machen.

9. Angebote für Kinder im Alter bis 3 Jahren

Im Grunde genommen beginnt die Oberflächen-, Tiefensensibilität und die kinästhetische Vestibulation schon im Mutterleib während der pränatalen Phase. Hier wird das Kind von den Uteruswänden berührt. Das Gehen, Laufen und Liegen, das Drehen, Springen und Hüpfen der Mutter vermitteln dem Ungeborenen schon die elementaren Grundwahrnehmungen, die nach der Geburt durch den Widerstand der Erdanziehungskraft ergänzt und z.T. neu herausgefordert werden.

So muß man annehmen, daß Kinder, deren Mütter in der Schwangerschaft aus den verschiedensten Gründen nicht in der Lage waren, die normalen Bewegungsmuster durchzuführen, mit Defiziten im Wahrnehmungsbereich zur Welt kommen. Diese Defizite können durch den normalen Umgang mit dem Säugling weitgehend reduziert werden; hierfür werden im folgenden einige Übungsbeispiele gegeben:

9.1 Säuglingsalter

Die Hände der Mutter oder des Vaters sollten die Eindrücke des Säuglings, die er in den letzten Monaten der Schwangerschaft durch die Uteruswand hatte, fortsetzen. Hierzu bieten sich verschiedene Massagen und Gymnastikübungen an. Die häufig anzutreffende Unsicherheit vieler Eltern, ihr Neugeborenes anzufassen, weil sie glauben, es sei zu „zerbrechlich", sollte schnell überwunden werden. In der Regel hat das Kind während der Geburt schon große Belastungen ausgehalten, und der kleine Körper hat seine starke Widerstandskraft unter Beweis gestellt. Unsicherheit und unsicheres Halten lösen beim Säugling eine angeborene Angst vor dem Verlust des Haltes aus und fördern eher eine Bewegungsunlust als Abwehr der Angstgefühle. Man sollte den Säugling:

– massieren

– streicheln

– drücken

– an den Gliedmaßen ziehen

– sanft klopfen

– betasten

– die Gliedmaßen bewegen

– ihn heben

– schwenken.

Direkte Anregungen zum Umgang und zur Massage finden sich bei Peter Walker und Fredrick Leboyer (siehe Literaturverzeichnis).

9.2 Kleinstkindalter

Im Kleinstkindalter, wenn die motorische Koordination der Greifbewegungen ausreift, lassen sich eine Reihe von Anregungen zusammenstellen, die der Wahrnehmungsschulung dienen:

Tastspiel:

> In einem Stoffsack werden verschiedene Gegenstände untergebracht, die in Form und Konsistenz differieren. Das Kind soll diese Gegenstände im Sack ertasten und – soweit möglich – benennen.

Erbsenbad:

> In eine Plastikbadewanne werden getrocknete Erbsen geschüttet, in die das Kind hineingesetzt wird. Ebenso kann das Kind vor der Wanne knien und mit den Händen und Armen in die Erbsen eintauchen und spielen. Das Erbsenbad kann auch vom Kind durchschritten oder durchkrabbelt werden.

Reisbad: siehe oben

Kastanienbad: siehe oben

Bällebad:

> In eine große Holzkiste (ca. 1,5 m x 1,5 m x 0,6 m) werden kleine Plastikbälle (Durchmesser ca. 6 cm) gefüllt. Das Kind kann hier hineintauchen, liegen, durchgehen, hinfallen, hineinrutschen, sitzen, liegen, werfen und untertauchen.

Im Wasser:

> In der wassergefüllten Wanne kann das Kind hin- und herbewegt und geschaukelt werden. Zusätzliches Kinderschaumbad läßt Spiele mit dem Schaum auf der Haut zu. Mit Gegenständen kann das Kind das Wasser schütten, gießen, umfüllen und schöpfen.

Hängematte:

> In einer aufgehängten Hängematte kann das Kind schaukeln, schlafen, gefüttert werden und spielen.

Tastbilderbücher:

Für Kleinstkinder gibt es Tastbilderbücher, die das Erleben von Form, Farbe und Dingen unterstützt, indem die Darstellungen in verschiedenen Materialien, z.T. erhaben, erfolgt. Hier kann das Kind seine optischen Eindrücke durch Oberflächen- und Tiefensensibilität ergänzen.

Tastdecke:

Es werden ebenfalls Krabbeldecken angeboten, deren Oberfläche aus verschiedenen Materialien bestehen. Das Kind bekommt so beim Überqueren der Decke die verschiedensten Reize angeboten.

Papier:

Bereitstellen zum Reißen, Knüllen, Knittern, Falten, Rascheln, Knautschen, Lochen und Rollen.

Schachteln:

Zum Ineinanderstecken, Auseinandernehmen, Übereinanderstellen, Hintereinanderstellen.

Fingerfarben:

Zum Wischen, Drücken, Schmieren, Malen mit Holzstäbchen auseianderziehen aus Papier, Wachstuchdecke oder dem eigenen Körper.

Kleister:

Im Kleister matschen, schmieren, zerdrücken; zur Musik „tanzen" die Hände auf dem Kleisterpapier. Papierschnipsel, Wollfäden, Blätter, dünne Zweige, Hobelspäne und Holzwolle können mit in den Kleister verknetet werden. Der Kleister kann mit Fingerfarben durchmischt werden.

Ton: Zum Drücken, Matschen, Bauen und Schmieren.

Klänge und Geräusche:

Das Kind kann Klangstäbe anschlagen. Rasseln schwenken oder Rasselbecher schütteln. Tiergeräusche können vorgespielt und nachgeahmt werden.

Fingerspiele:

Zur Beübung können die unterschiedlichsten Fingerspiele gemacht werden. In der einschlägigen Literatur finden sich unzählige Anregungen.

10. Willi und Dennis –
zwei Kinder mit Wahrnehmungsstörungen

An zwei Fallbeispielen möchte ich in verkürzter Form Anamnese-, Diagnostik- und Behandlungsbeispiele aufzeigen, die sowohl den physiologischen Aspekt als auch die Berücksichtigung pädagogisch-psychologischer Maßnahmen einschließen.

Die hier vorgestellten Kinder werden zur Zeit in einer Praxis für Ergotherapie behandelt. Der folgende Text zeigt den Entwurf eines Therapiekonzeptes für ein Kind.

Willi [1], 5,3 Jahre

Willi ist fünf Jahre alt und besucht die Vorschulgruppe im Kindertagesheim. Er verfügt über eine überdurchschnittliche Auffassungsgabe und lernt sehr schnell. Sein Wortschatz ist sehr umfangreich und differenziert. In Unterhaltungen kann er sich sehr sachkundig und präzise zu Dingen äußern. Insgesamt wirkt er sehr „wohlerzogen" und angepaßt. In Erzählungen sprudelt seine Phantasie, und er entwickelt lebhafte Geschichten.

Beim Turnen gelingt es ihm nicht, seine Bewegungen gezielt zu kontrollieren. Die Übung „Hampelmann" kann er nur andeutungsweise durchführen. Auffällig oft fallen ihm Dinge herunter, oder er stößt sie versehentlich um. Wenn er Bilder zu Geschichten malt, sind die Dinge kaum erkennbar und werden immer mit wortgewaltigen Kommentaren ergänzt. Häufig weicht er Bewegungsaufforderungen und/oder Mal- und Zeichenaufgaben aus und findet hierfür scheinbar plausible Begründungen.

Die Eltern beschreiben Willi als überaus umgänglich und ihnen sei durchaus aufgefallen, daß er motorische Schwierigkeiten hätte, er sei eben eher ein „intellektueller Typ", der (jetzt schon im Rahmen seiner Möglichkeiten) viel liest und erzählt. Seine Ungeschicklichkeit erklären sie sich dadurch, daß er oft in Gedanken vertieft sei und daher seine Umgebung nicht genau beachten würde. In den letzten Monaten fiel ihnen jedoch auf, daß er den körperlichen Kontakt zu seinem Vater zurückweist. Das bisher übliche „Kuscheln" würde jetzt in kleine „Kampfsituationen" münden. Er versuche auch, Ansätze von Zwietracht zwischen den Eltern zu säen und sie gelegentlich gegeneinander auszuspielen.

---

[1] die Namen wurden aus Datenschutzgründen geändert

Da der Schulbesuch bevorsteht, haben sie den Kinderarzt gebeten, seine motorischen Schwierigkeiten zu untersuchen und behandeln zu lassen.

Beide Elternteile sind sehr interessiert und um das Wohl ihres Sohnes bemüht. Der Vater geht einer festen Beschäftigung im kaufmännischen Bereich nach, die Mutter arbeitet nur zeitweise, wenn der Junge in der Vorschulgruppe ist. Insgesamt machen sie einen gutbürgerlichen und geordneten Eindruck.

Dennis [2], 4,2 Jahre

Dennis ist 4,2 Jahre alt und besucht den Kindergarten. Er kann sich kaum konzentrieren und zeigt eine große motorische Unruhe. Eine Unterhaltung wird immer wieder durch plötzliches Aufspringen und Herumtoben unterbrochen. Aufforderungen der Mutter werden überhört oder mit Aggressionsausbrüchen gegen Dinge oder Personen beantwortet. Vorschläge oder Anregungen zur Beschäftigung werden von ihm zurückgewiesen und fast grundsätzlich mit gegenteiligen Handlungen beantwortet. Im Kindergarten fällt er durch starke Aggressivität gegenüber den anderen Kindern und Erziehern auf. Er tritt, stößt oder schlägt seine Spielkameraden. Die Erzieher können ihn häufig nur durch Aussperren vor sich und der Gruppe schützen. Wenn Dennis Turnübungen durchführt, sind seine Bewegungen ungestüm. Er springt und fällt mit großer Kraft und scheint dabei kaum Schmerzen zu empfinden. Durch dieses unkontrollierte Verhalten fügt er sich häufig kleine Verletzungen zu, die er scheinbar nicht beachtet. Aufgaben, wie Malen, Basteln etc. werden sofort abgebrochen, wenn geringe Schwierigkeiten entstehen oder eine sofortige Hilfestellung ausbleibt.

Die Mutter lebt mit dem Kind und ihrem Partner in einer Drei-Zimmer-Wohnung. Sie schildert Dennis als „unerträglich" und von Geburt an unruhig. Sie macht dabei einen erstaunlich ruhigen, fast apathischen Eindruck. Der Kindergarten hätte sie gedrängt, das Kind dem Kinderarzt vorzustellen, um Maßnahmen für ihn einzuleiten. Sie erlebt diesen zusätzlichen Zeitaufwand als belastend und ist an einer schnellen Lösung interessiert. Zur Mitarbeit oder Anwesenheit während möglicher therapeutischer Maßnahmen ist sie nicht bereit, da ihr – wie sie sagt – „der Nerv und die Zeit" fehlen.

Zwei Kinder, zwei unterschiedliche Verhaltensmuster, zwei unterschiedliche Familiensituationen und doch das gleiche Störungsbild: Sie leiden an einer *Wahrnehmungsstörung*. Zu dieser Wahrnehmungsstörung haben

---

[2] die Namen wurden aus Datenschutzgründen geändert

sich Verhaltensstörungen entwickelt, die in dem einen Fall unauffällig, ja eher angenehm wirken, und in dem anderen Fall dramatisch und „unerträglich" sind.

Zunehmend – wenn auch immer noch zuwenig – erkennen die Kinderärzte, daß das oben genannte Verhalten bei Kindern nicht vorübergehend und entwicklungsbedingt ist, sondern die Symptome tieferer Störungen bilden. Viel zu häufig wird heute noch symptomorientiert behandelt, indem isoliert motorisches Fehlverhalten beübt oder Verhaltensauffälligkeiten separat therapiert werden. Dieses entspricht einer einseitigen physiologischen Betrachtungs- und Behandlungsweise eines ganzheitlich entstandenen Störungskomplexes, abgeleitet aus einer traditionellen medizinischen Sicht.

Der/die Ergotherapeut/in sieht sich zunehmend vor die Aufgabe gestellt, seine/ihre Therapien in einen ganzheitlichen pädagogisch-psychologischen Kontext zu stellen. Hierzu kommen häufig Bemühungen des/der Therapeuten/in, das soziale Umfeld in die Therapie einzubeziehen. Auf den ersten Blick scheint dieser Ansatz – oder besser – dieser Anspruch eine Überforderung des Therapeuten zu erzeugen. Wenn wir aber genauer hinsehen, so müssen wir den Erfolg ernsthafter therapeutischer Bemühungen immer auch an der Veränderung des Lebenssystems eines Kindes messen.

Wer aus einem ineinandergreifenden Zahnradsystem ein Rad herausnimmt, weil es Störungen aufweist, wird feststellen, daß das „Nachschleifen" oder „Ergänzen von Zähnen" und das anschließende Wiedereinfügen nur kurze Zeit das System wieder zum scheinbar störungsfreien Laufen bringt. Wenn die anderen Zahnräder nicht auch „bearbeitet" werden, werden sie das „erneuerte" Rad wieder „abschleifen/einschleifen", oder sie werden selber durch die Veränderung eines Rades eine starke Laufunruhe empfinden. Wenn wir diesen Vergleich auf die Familiensituation eines Kindes übertragen, so finden wir häufig nicht nur die isolierte Wahrnehmungsstörung eines Kindes, sondern eine inzwischen auf die Störung des Kindes hin eingespielte Familiensituation. Selbst der Kindergarten oder die Schule – als Teil des Systems – haben oft schon ihr Verhalten unangemessen auf die Störung eingestellt.

Weshalb soll nun eine Wahrnehmungsstörung die Ursache für die Verhaltensweisen der oben genannten Kinder sein?

Ich möchte am Beispiel der beiden Fälle zeigen, daß ursächliche Parallelen bestehen.

Im Fall von Willi haben wir auf den ersten ungeübten Blick hin ein Kind vor uns, das gesellschaftlich unauffällig ist. Die Eltern befürchten jedoch, daß es den Leistungsanforderungen der Schule im motorischen Bereich nicht entsprechen wird. Das ist der eigentliche Grund für sie, sich einem Fachmann/einer Fachfrau anzuvertrauen. Ihrer Wahrnehmung entgeht, daß Willi Ausweichverhalten gebildet hat (starke verbale Fähigkeiten), um motorischen Anforderungen zu entgehen. Auffällig ist ihnen, daß Willi sein Verhalten zum Vater verändert hat. Dieses ist jedoch kein Symptom einer Wahrnehmungsstörung, sondern gehört zur normalen psychischen Entwicklungsphase eines fünfjährigen Jungen, der in der phallischen Phase seine ödipalen Konflikte zu überwinden sucht. Seiner Hingezogenheit zur Mutter steht der Konkurrent Vater im Weg, der einerseits langjährig liebgewonnen wurde, andererseits in der aktuellen Situation den eigenen Bedürfnissen des Kindes, die Mutter für sich haben zu wollen, im Weg zu stehen scheint.

Seine scheinbaren Ungeschicklichkeiten sind ein Symptom für den Mangel an Wahrnehmungsfähigkeit seiner Umwelt. Es gelingt ihm z.B. nicht, den vor ihm stehenden Becher mit Buntstiften in der Richtigen Raum-Lage zu erkennen. Der Raum zwischen ihm und dem Becher sowie der Raum zwischen dem Becherboden und dem Becherrand und die Stellung des Bechers im Verhältnis zu seinem Körper sind ihm undeutlich. Würde er diese Verhältnisse richtig zueinander einschätzen, könnte er seine Bewegungen so abstimmen, daß er den Becher nicht berührt und umstößt. Die Wahrnehmung der Dimensionalität von Dingen ist wesentliche Voraussetzung dafür, auf diese reagieren zu können. Über, unter, neben, hinter, vor und links und rechts sind nicht nur kognitive räumliche Zuordnungen, sondern müssen auch be-griffen werden. Die Raum-Lage von sich und den Dingen zueinander muß – im wahrsten Sinne des Wortes – begreifbar sein. Hierdurch wird die Umwelt erfaßt – anfaßbar und damit einordnungsfähig.

Weil Willi diese Wahrnehmungsdefizite an sich und seinem Verhalten spürt, hat er im Laufe der Jahre sein Verhalten dahingehend eingerichtet, daß er und seine Umwelt mit dieser Störung streßfrei leben können. Unbewußt hat er Situationen vermieden, die ihm Möglichkeiten zum Trainieren der sensorischen und taktilen Defizite ermöglicht hätten. Vielmehr hat er erfahren, daß die positive Verstärkung für sein Verhalten dann am stärksten ist, wenn er rationales, verbales und nicht-motorisches Verhalten zeigt. Unterstützt durch seine Eltern, die wenig emotional, eher leistungsorientiert und „kopfgesteuert" reagieren, konnte sich seine Wahrnehmungsstörung festigen und durch die oben genannte Kompensation verdecken. Erst jetzt, als das Familiensystem um ein Systemelement (Vorschule) erweitert wurde und Anforderungen hier nicht erfüllt werden, beginnt das „Zahnradsystem" unruhig zu laufen.

Bei Dennis stellt sich die Entwicklung anders dar. Seine motorische Entwicklung war geprägt durch starken Bewegungsdrang und Unruhe. Schon als Säugling soll er nur wenige Schlafphasen gehabt und ständig Forderungen an seine Umwelt gestellt haben. Als alleinerziehende Mutter konnte Frau S. den Forderungen des Kindes nur anfangs nachkommen. Schnell überstieg es ihre Leistungskraft, und sie schenkte ihm nur noch dann ihre Aufmerksamkeit, wenn er so dramatisch schrie oder tobte, daß sie eingreifen mußte. Er lernte, daß eine normale Verhaltensäußerung nur dazu führte, daß seine Mutter sich zurückzog. Aufmerksamkeit konnte er nur durch übersteigerte Reaktionen erreichen. Hieraus entwickelte sich ein eingespieltes Team – die Mutter im Rückzug – das Kind in Hyperaktion. Wer die Verhältnislosigkeit erlebt, Begrenzungen (im positiven Sinne) nicht kennenlernt, wird auch in seiner Einschätzung und seinem Verhalten unbegrenzt. Dennis ist in einem System zeitweiser totaler Zurückweisung und plötzlicher massiver Aufmerksamkeit aufgewachsen. Diese Aufmerksamkeit bestand nicht selten aus negativer Zuwendung (auch in Form von Schlägen). Seine Frustrationstoleranz konnte sich nicht ausreichend ausbilden, so daß er bei kleinsten Schwierigkeiten die Zuwendung durch aggressive Verhaltensweisen sucht. Auch Dennis leidet an einer mangelnden Wahrnehmung seiner Raum-Lage sowie einer sozial-emotionalen Deprivation. Ihm fehlt ein sensibles Gefühl für sich und die anderen. Sein eigenes Erleben überträgt er auf andere Menschen und kann sich nicht vorstellen, daß diese anders empfinden als er. Das macht sein Zusammenleben mit den Mitmenschen besonders anstrengend (Mutter, Kindergarten, Spielkameraden). Er setzt sich nur besonders starke Reize (Toben, Springen, Stürzen etc.), um sich erleben zu können. Auch hier muß die Therapie die multifaktorielle Symptomatik behandeln. Wir müssen auf die Entwicklungsstufe zurückkehren, von der die Defizite ausgingen. Dennis wird im sehr frühkindlichen Bereich beginnen müssen, emotionales Erleben nachzuholen, um sich und seinen Körper im Verhältnis zur Umwelt neu zu erleben. Er wird Begrenzungen als etwas Beschützendes und Behütendes neu erleben müssen. Das intrauterine Urgefühl von Wohlfühlen in Begrenzung muß neu erschlossen werden.

Nur durch eine intensive Anamnese erhält der/die Ergotherapeut/in Aufschluß über die bisherige Entwicklung des Kindes. Sie bildet die Grundlage für die Beurteilung der physiologischen Entwicklung und möglicher Ursachen einer Störung. Vielfach wird diese in der therapeutischen Arbeit unterschätzt. Derzeit wird für die Anamneseerhebung in vielen ergotherapeutischen Einrichtungen und freien Praxen noch zuwenig Raum gegeben. Man verläßt sich in der Beurteilung der Ursachen einer Störung zu sehr auf die Vorstellungsdiagnosen der ärztlichen Verordnungen.

Anamnesehilfen für die ergotherapeutische Praxis

Man sollte Informationen über die vorgestellten Klienten standardisiert sammeln, indem die persönlichen Daten aufgenommen, Beobachtungen des Therapeuten zum Verhalten des Klienten eingetragen und ein Elternfragebogen mit ausführlichen Fragestellungen zur Entwicklung und zum Verhaltensverlauf des Kindes erstellt werden. Insbesondere der Elternfragebogen kann von ihnen im Hause in einer ruhigen und intensiven Atmosphäre beantwortet und später dem/der Therapeuten/in ausgehändigt werden.

Im Fall von Willi wurde hierdurch deutlich, daß die motorische Entwicklung nicht regelrecht verlief. Er hat die Phase des Krabbelns fast vollständig übersprungen und sich mit ca. 1,4 Jahren gleich vom Sitzen zum Stehen aufgerichtet, um zu laufen. Grundsätzlich war er ein eher ruhiges Kind, das bewegungsfaul schien. Lange Zeit schaute er Gegenstände und Personen an, ohne diese berühren oder zu ihnen gelangen zu wollen. Als sein Sprachverhalten intensiver wurde, haben die Eltern viel Zeit mit ihm auf einer Decke oder im Kinderstuhl sitzend verbracht und kleine Geschichten und Unterhaltungen entwickelt. Sehr früh ist Willi „sauber" gewesen. Mit einem Anflug von Stolz berichtet die Mutter darüber, daß Willi vor seinem zweiten Geburtstag keine Windel mehr benötigte.

Diagnostische Hilfen

Nach der – hier nur kurz zusammengefaßten – Anamnese sollte eine genaue Diagnostik erfolgen. Diese kann ebenfalls durch standardisierte Erhebungsbögen ermöglicht werden. Hier sollten Daten über die pränatale Entwicklung, den Geburtsverlauf, medizinische Notwendigkeiten, motorische Entwicklungsgeschichte, Beschreibung des Kleinkindverhaltens, Beschreibung des heutigen Verhaltens, der Sprache, der sensorischen Entwicklung (auditiv, visuell, taktil, propriozeptiv, vestibular, sozial) und der wahrgenommenen Verhaltensauffälligkeiten einfließen. Nach dieser Erhebung sollte man das Kind in der freien Spiel- und Turnsituation beobachten, um hieraus ergänzende Beobachtungsdaten zur Diagnostik zu erhalten.

Nachdem bei Willi die oben genannten Erhebungen durchgeführt wurden, war deutlich, daß er primär ein Problem in der Raum-Lage-Wahrnehmung, Tiefensensibilität und Körperwahrnehmung hatte. Hieraus hatte sich seine psychische Verhaltensauffälligkeit gebildet. Er setzte sich zudem unter starken Leistungsdruck. Augenfällig wurde es dadurch, daß er jede von ihm gewünschte Handlung mit den Worten begleitete: „das ist leicht, das kann ich" oder, wenn er unsicher wurde, sagte: „Ich kann das, mach' aber du es zuerst". Durch den hohen Leistungsdruck (den er sich, nicht unwesentlich unterstützt von den Eltern, setzte) entwickelte sich bei Willi gleichzeitig ein frühes Lösen aus der Kindheitsphase. Ursprünglich infantile Verhaltensweisen, wie Herumtoben, Matschen, Albernsein, etc. wichen kognitiv gesteuertem „Benehmen". Durch die frühe und intensive Reinlichkeitserziehung durch das Elternhaus wurde Willis negative Einstellung zu Berührungen, Matschen und hautnahem Körperkontakt begünstigt.

Therapeutische Maßnahmen

Hier soll am Beispiel von Willi therapeutisches Bemühen aufgezeigt werden. Für jeden Fall sollte ein individuelles Behandlungskonzept erstellt werden, das aber auf grundsätzlichen Prinzipien der entwicklungsorientierten Wahrnehmungsförderung beruht.

Für die Therapie von Willi mußten nun Maßnahmen auf verschiedenen Ebenen entwickelt werden. Einerseits sollten seine Wahrnehmungsprobleme durch Bewegungs- und Sensibilisierungsübungen reduziert und abgebaut werden, andererseits sollten seine psychischen Abwehrmechanismen gegen seine Defizite abgebaut werden, um aus der Wahrnehmung dieser einen konstruktiven Aufbau zu schaffen. Ich würde Willi hinsichtlich seiner sensorischen und taktilen Wahrnehmung auf die Stufe eines einjährigen Kindes setzen und davon ausgehen, daß er den Bewegungs- und Wahrnehmungsprozeß von Kindern im ersten Lebensjahr verstärkt nacherfahren müßte. Den starken Leistungsdruck sollte man dadurch reduzieren, daß er aktiv (und vorerst kopfgesteuert) Kleinstkindverhalten produziert. Er sollte alle Verhaltensweisen eines Kleinstkindes spielen, das motorisch unfertig ist und Fehler machen kann und muß. Hierzu könnte man eine Übungsfolge, die ich „Schimpansenfamilie" nannte, einsetzen.

Übungen zu Themenbereichen

Willi sollte einmal wöchentlich für knapp eine Stunde zur Therapie kommen. Ohne den Anschein einer therapeutischen Arbeit zu erwecken, sollte er hier Erfahrungen für sich und seine Wahrnehmung mitnehmen. Den Therapieraum könnte man mit einem Schaukelbrett, einem Matratzenlager, Teppichflicken, einem Schrägbrett an einer Sprossenwand und einem Wippbrett ausstatten. Für Willi sollte der ganze Raum von Beginn an ein Dschungel sein, der undurchsichtig, gefährlich, vielleicht manchmal beängstigend aber auch kuschelig und vertraut sein kann. Ihm wird vermittelt, daß man in diesem „Dschungel" eine Schimpansenfamilie spielen werde,

106

die sich im Laufe vieler Wochen über den Dschungel hermachen wird, um
ihn zu besiegen und zu beherrschen. Er würde ihm nicht mehr fremd sein,
und wir würden alle seine Tücken und Fallen, die er uns stellt, bald kennen
– wir würden in ihm wachsen und größer werden. Jetzt zu Beginn werden
wir kleine Babyschimpansen sein, die in ihrem Nest liegen und darauf
warten, daß sie versorgt werden. Man würde mit ihm ein Schimpansenba-
by aber auch für ihn Schimpansenmutter oder -vater sein.

Aus dem Matratzenlager sollte das „Nest" werden. Hier könnte sich Willi
hineinlegen, und nur durch Laute sollte er sich verständlich machen. Es
wird ihm vermutlich anfangs sehr schwerfallen, keine Worte zu benutzen.
Immer wieder wird er anfangs versuchen, sein Verhalten zu kommentieren
und Geschichten zu erzählen, die es einem ersparen sollten, sich im
Raum zu bewegen. Viel Zeit müßte man vermutlich so in dem „Nest"
verbringen.

Während der Erzählungen sollte man die Aufgabe übernehmen, Willi zu
„lausen". Nur wenn man das dürfte, würde man seinen Geschichten lau-
schen, weil Schimpansen sonst nicht ruhig beisammensitzen könnten. Das
„Lausen" soll dem Setzen von Druckreizen und taktiler Sensibilisierung
durch Massieren und Überstreichen von Armen und Beinen, des Kopfes
und des Rückens dienen.

Im Laufe der Therapie sollte man sich „entwickeln". Von der Rückenlage
auf den Bauch rollen, von der Bauchlage robbt man dann aus dem Nest zu
Nahrungsquellen (in Form von kleinen Schüsseln, gefüllt mit Bananen-
scheiben und Apfelstücken, die im Raum verteilt stehen könnten). Vom
Robben kommt man dann in den Vierfüßlerstand und krabbelt über Steine,
die durch einen Fluß führen (Teppichflicken, die im Raum verteilt liegen,
werden die Steine und dürfen nur mit Händen und Knien berührt werden).
Immer wieder wird man sich in das „schützende Nest" zurückziehen müssen, wenn man den Eindruck hat, daß Willi einer großen motorischen
Anforderung ausgesetzt ist. Er sollte zunehmend eigene neue Ideen in das
Spiel einbringen und dazu anregen, weitere motorische Handlungen
durchzuführen. Wobei man immer darauf achten muß, daß diese sinnvoll
in das Behandlungskonzept passen, weil man keine motorische Entwicklungsstufe überspringen sollte. Parallel zu den motorischen Übungen muß
man sich bemühen, seinen großen Hang zur Sauberkeit abzubauen. Nahrung sollte nur mit den Händen aufgenommen und gegessen werden.
Neben dem „Nest" müßten Trinkgefäße aus Knetmasse geformt werden, in
die man dann ein Glas stellen könnte, um daraus zu trinken.

Im Laufe der Zeit, wenn der Vierfüßlergang sicher und schnell bei Willi
erfolgt, regt man zur Aufrichtung an. An der Sprossenwand werden Früch-

te angebracht, die man nur im Stehen ergreifen kann. Willi, das Schimpansenkind, sollte sich „mühsam" nach den Früchten recken und dann in sein Nest bringen.

Dann können die Schaukel und die Strickleiter als Lianen und Baumwipfel immer häufiger zum Einsatz kommen. Das ursprüngliche Nest wird aufgegeben, und die große Brettschaukel wird zum Nest im Baumwipfel. Hier kann sich Willi hin- und herwiegen, ringsherum mit Schaumstoffblöcken oder einem großen Gummireifen gepolstert.

Das Schrägbrett kann zur Rutschbahn in einen fiktiven Fluß werden, das Wippbrett zu wackeligen Steinen, über die man das andere Flußufer erreichen könnte.

Nachdem Willi die motorischen Grundentwicklungen ausreichend nacherlebt hat, sollte man ihm die inhaltliche Gestaltung der Spielszenen überlassen, um seine Sicherheit in der Bewegung zu beobachten.

Im Verlaufe müßte man daran arbeiten, von den grobmotorischen zu feinmotorischen Angeboten überzugehen. Begonnen werden könnte mit dem Anmalen von Urwaldtieren auf dem Papier und dann übergehend zum Modellieren von Schlangen und Würmern aus Ton und Knetmasse.

Während der gesamten Therapie sollten die Eltern über die Behandlungsschritte informiert werden. Häufig stellen Eltern eine Veränderung an ihrem Kind fest, die ihnen unerwartet und nicht angemessen erscheint. Es könnte alberner und seine motorische Auffälligkeit stärker werden, da es jetzt intensiver herumtollen wird. Im ersten Drittel der Behandlung glauben viele Eltern, die Therapie würde die Störung vertiefen und nicht abbauen. Im Laufe der Zeit steigt jedoch häufig das Verständnis dafür, daß die Behandlung einer Wahrnehmungsstörung die gesamte Persönlichkeit eines Kindes erreicht und damit sein Verhalten verändert.

Mir ist wesentlich daran gelegen, wegzukommen von einer rein physiologischen Behandlung von Kindern mit Wahrnehmungsstörungen. Eine gezielte Anamnese und Diagnostik zeigt immer wieder den multifaktoriellen Entstehungsprozeß von Wahrnehmungsstörungen, der sich unmittelbar auf die Psyche des Kindes auswirkt. Die Therapie sollte ergotherapeutisch fundiert und psychologisch konzipiert sein. Die ganzheitliche Behandlung ohne „Therapieatmosphäre" wird nachhaltig zur Beseitigung von Wahrnehmungsstörungen beitragen. Alle hier vorgestellten Maßnahmen sind Angebote, die nicht als Übung erzwungen werden sollten. Sie sollen vielmehr motivierenden Charakter haben, damit das Kind zu seinen Bewegungsformen findet. Wir können hierdurch die Wahrnehmungsdefizite mildern, beseitigen oder ihm helfen, angemessen mit Defiziten zu leben.

Literatur

Ayres, A. Jean: Bausteine der kindlichen Entwicklung, Berlin 1984

Baumgarten, U., Hälg, D.: Graphomotorik am Beispiel hyperaktiver Kinder, Idstein 1989

Bergemann, Margot: Sporterziehung im Vorschulalter, Theoretische Grundlagen und Anleitungen für die Praxis in Kindergarten und Vorschule, München 1979

Denver J., Fröhlich W.D.: Wörterbuch der Psychologie, München 1978

Götte, Rose: Sprache und Spiel im Kindergarten, Handbuch zur Sprach- und Spielförderung mit Jahresprogramm und Anleitung für die Praxis, Weinheim 1977

Gräsel/Ullmann: Vorschulkinder turnen mit Behelfsgeräten, Wiesbaden 1978

Hasenbeck, Maja: In die Augen, in den Sinn, Wahrnehmung in Kindergruppen, Offenbach/M. 1991

Herm, Sabine: Psychomotorische Spiele für Kleinstkinder in Krippen, Berliner Beiträge zur Krippenerziehung II, Der Senat für Familie, Jugend und Sport, Berlin 1985

Jentschura G./Janz H.-W.: Beschäftigungstherapie, Grundlagen und Praxis in zwei Bänden, Band II, Stuttgart 1979

Keller, H., Meyer, H.-J.: Psychologie der frühen Kindheit, Stuttgart 1982

Kiphard, Ernst J.: Wie weit ist mein Kind entwickelt? Eine Anleitung zur Überprüfung der Sinnes- und Bewegungsfunktionen, Dortmund 1977

Kull-Sadacharam, Kristiane: Evaluation der Praxis im Kindergartenalter, in : Beschäftigungstherapie und Rehabilitation, 6/90, S. 403-406

Leboyer, F.: Sanfte Hände, Kösel 1984

Mertens, Krista: Lernprogramm zur Wahrnehmungsförderung, Dortmund 1983

Montagu, A.: Körperkontakt Die Bedeutung der Haut für die Entwicklung des Menschen, Stuttgart 1974

Mussen, P.H./Conger, J.J./Kagan, J.: Lehrbuch der Kinderpsychologie, Stuttgart 1976

Oerter, Rolf/Montada, Leo: Entwicklungspsychologie, München 1982

Pousset, R., Schachtmeyer v.E.: Arbeitsbuch: Kleinkinderziehung, Leverkusen1985

Pschyrembel, Willibald: Pschyrembel Klinisches Wörterbuch, Berlin 1986

Richards, Martin: Säuglingsalter, Die Welt des Neugeborenen, Weinheim 1982

Sagi, Alexander: Verhaltensauffällige Kinder im Kindergarten, Freiburg im Breisgau 1982

Schoch, Rupert: Vom Schwinden der Sinne, Das rhythmische Prinzip in der SI-Behandlung, Beschäftigungstherapie und Rehabilitation, 2/92, S. 172-178

Stegmann, Irmgardt: Nur zu faul?, in: Ergotherapie & Rehabilitation, 1/93, S. 6-9

Stevens, John O.: Die Kunst der Wahrnehmung, Übungen der Gestalttherapie, München 1975

Treml-Sieder, Helga: Das Bobath-Konzept – eine Herausforderung, in: Beschäftigungstherapie & Rehabilitation, 4/89, S. 247-260

Treml-Sieder, Helga: Der PERTRA-Spielsatz, Eine Idee und ihre Verwirklichung, Beschäftigungstherapie und Rehabilitation, 1/92, S. 15-18

Wais, Mathias: Neuropsychologie für Ergotherapeuten, Grundlagen und Behandlung, Dortmund 1987

Walker, P.: Babymassage, München 1989

Walker, P.: Das entspannte Baby, München 1989

Wawrinowski, Uwe: Grundkurs Psychologie, Eine Einführung für Berufe im Gesundheitswesen, München 1985

Young, Susan B.: Bewegung macht Spaß, in: Beschäftigungstherapie und Rehabilitation, 6/89, S. 409-414